LA SANTÉ
AU BOUT
DE VOS DOIGTS

Une approche simplifiée
et holistique de la santé
pour une vie abondante
et accomplie à tous égards.

Jean Daniel François, MD

Vous pouvez visiter le site web de l'auteur :
www.successfullife.us,
Alternativement, vous pouvez écrire ou envoyer un courriel.
Pour toutes les questions, ou pour vos commentaires :

Jean Daniel François, M.D.
1713-1719 Ralph Avenue
Brooklyn, NY 11236
Téléphone : 718-531-6100, Télécopieur : 718-531-2329
E-mail : jfranc6704@aol.com

La Santé Au Bout De Vos Doigts
Copyright © 2012 par Jean Daniel François

Imprimé aux États-Unis d'Amérique
Première édition

Couverture Préparée par Denise Gibson

ISBN :13: 978-0-9823142-9-6

Autres livres écrits par Dr. Jean Daniel François :

Les Clés de la Réussite Authentique,
Éditions Paroles, Québec, Canada, 2008

Prescription Pour une Vie Réussie,
Rédacteur en chef : Jean Daniel François, New York, 2010

Prescription Pour une Carrière Réussie En Médecine,
Rédacteur en chef : Jean Daniel François, New York, 2010

Prescription Pour une Vie Amoureuse Passionnante,
Rédacteur en chef : Jean Daniel François, New York, 2010

The No Nonsense Approach For A Successful Life,
Rédacteur en chef: Xulon Press, 2008

À la Lumière de Sola Scriptura,
Éditeur : Jean Daniel François, New York, 2010)

Les Contours de l'Amour (On the Edge of Love),
Éditeur : Jean Daniel François, New York, 2011

Sur le Sentier de Sola Fide,
Rédacteur en chef : Jean Daniel François, New York, 2011

La Santé Au Bout de Vos Doigts

REMERCIEMENTS

Écrire un ouvrage sur la Santé est un projet colossal qui réclame l'assistance et la collaboration de toute une équipe. Je n'arrive pas à cerner la liste imposante de tous ceux qui m'ont aidé. Plusieurs devront me pardonner d'avoir osé omettre leur nom.

Souffrez que je commence par exprimer ma gratitude particulière à Mon Dieu qui m'a fait don de plusieurs talents et qui soutient ma vie, ma famille et mon église.

Je tiens particulièrement à remercier Madame Raymonde Jean pour sa constance et son zèle envers chacun de mes « projets chimériques », pour sa promptitude, ses suggestions et son encouragement à me concentrer sur ce livre à chaque fois que je voulais aborder un autre sujet. Sa lecture, son édition, ses remarques constructives sont grandement appréciées. Je remercie également son époux pasteur Ezéchias Jean pour son soutien.

Je remercie maître Assely Etienne, l'éducatrice méthodique Lynne Nadia Aimé pour avoir lu le manuscrit et fait des suggestions importantes.

Je confesse ma reconnaissance à ma dévouée épouse, à mon fils et à ma fille pour leur amour.

Je veux aussi remercier beaucoup d'autres qui m'ont donné des idées géniales et des conseils salutaires. Je suis redevable à chacun d'eux.

Merci à ma mère, mes frères et sœurs pour leur soutien.

Veuillez m'autoriser à offrir un bouquet parfumé de déférence aux dirigeants et aux membres de l'église Bérée, au personnel de radio Optimum pour leur invariable soutien.

Permettez-moi d'accuser ma gratitude envers ma cousine Madame Marie Claire Chatelain qui se crée toujours du temps pour m'aider en dépit de ses multiples obligations.

Merci à l'infatigable madame Carol Edouard toujours prête à œuvrer pour réduire mes déficits dans chacune de mes « folles entreprises ».

Ce livre est dédié à tous ceux qui ont joué un rôle quelconque dans sa préparation, et à tous les lecteurs qui se sont engagés à apprendre et à faire des changements pour améliorer leur santé. Un coup de chapeau pour chacun de vous !

AVERTISSEMENT

Les informations fournies dans ce livre n'ont pas l'intention de remplacer le rôle des médecins, des experts ou des professionnels compétents qui peuvent aider à assurer la santé de chacun des lecteurs. Le Médecin personnel peut traiter les symptômes généraux ou spécifiques, donner les prescriptions et faire des recommandations médicales individuelles. Ce livre offre une alternative à tous ceux qui veulent savoir comment rester en bonne santé. Il est basé sur l'expérience professionnelle et personnelle, et les observations d'un professionnel de la santé

Ce livre ne garantit pas la satisfaction de tous dans leur quête pour maintenir une santé robuste. Il soumet plutôt une autre approche pour rappeler ou suggérer des idées qui peuvent encourager et éduquer un lecteur avisé qui s'engage dans le voyage pour une vie plus saine et plus significative. Il ne faut pas ignorer les conseils de votre médecin privé qualifié. Si vous n'en avez pas, il faut trouver un médecin pour vous soigner régulièrement. L'auteur ne doit pas être tenu responsable ou jugé responsable envers quiconque ou aucune institution pour perte, incompréhension ou dommages attribués directement ou indirectement aux idées exprimées dans ce livre. N'hésitez pas à poster vos questions, commentaires, ou nous informer de toute erreur qui pourrait, par inadvertance, se glisser à travers les pages de ce livre. Merci à tous et bonne lecture !

La Santé Au Bout de Vos Doigts

Dédié à tous ceux qui
Veulent vivre en Bonne santé
Et jouir d'une vie accomplie.

La Santé Au Bout de Vos Doigts

AVANT-PROPOS

Il y a quelques années de cela, l'un de mes enfants vint vers moi et lâcha : « Papa, pourquoi n'écris-tu pas un livre sur la santé et la médecine ? ». Avant d'avoir la chance de réagir, elle ajouta : « mais je ne veux pas d'un ouvrage comme ceux que tu as autour de toi. Je ne veux pas d'approche complexe. Non ! Je soupire après un manuel simple, facile à lire et à comprendre, quelque chose qui fait beaucoup de sens pour tout le monde. Les gens vont l'aimer ! »

Je souris sans dire un mot. J'y pensais souvent sans jamais passer à l'action jusqu'à récemment quand un très bon ami de la famille est revenu de chez le médecin bredouille pour avoir été diagnostiqué d'une crise d'hypertension artérielle. Arrivé à la maison, il déclara : « Personne ne m'a jamais dit ou expliqué ce qu'il me fallait faire pour éviter mon état actuel. Si seulement je savais alors, ce que je sais maintenant ! »

Je crois que ces deux voix différentes expriment ce que des milliers–voire des millions–de personnes pensent.

Pour éviter toute autre accusation, pour couper court aux excuses, voici le livre si longtemps réclamé par le public : un bouquin simple et pratique que tout le monde peut comprendre.

Chers lecteurs, comme vous le savez, « La connaissance est la meilleure médecine». De toute évidence, les préoccupations concernant la santé sont universelles. Grâce aux progrès scientifiques et technologiques, les gens vivent beaucoup plus longtemps. Cependant, personne ne veut continuer à mener une existence morne saturée de douleurs, de maladies, ou même vivre un stade végétatif. Il est primordial que notre qualité de vie continue à s'améliorer afin de jouir du nombre de jours qui nous sont destinés, jouir d'une existence significative et durable. C'est peut-être la raison pour laquelle nous sommes bombardés par des nouvelles, des informations, et toutes sortes de matériels, de ressources et d'intervenants pour faire la lumière sur la santé et la médecine. Curieusement, beaucoup semblent se noyer dans un tsunami d'informations. Ils sont tiraillés dans plusieurs directions qui peuvent aisément les conduire à la confusion et à la frustration. C'est pourquoi j'ai décidé de vous offrir ce livre afin de fournir une approche globale, modérée ; un livre facile à lire, et traitant de diverses questions susceptibles de vous aider à vivre une vie saine et durable.

Je crois qu'il faut lier médecine et médecine naturelle. C'est le parfait moyen et l'approche pratique pour la Médecine en plein 21ème siècle. Il s'agit d'une démarche holistique, en complémentarité avec toutes les alternatives considérées pour une santé maximum. Pour éviter d'être partial, en tant que médecin, j'ai lu autant de livres sur la médecine naturelle que possible, j'ai assisté à plusieurs conférences sur la prévention, le maintien de la santé et la nutrition idéale, et j'ai investi beaucoup d'heures de recherche sur le net.

« La Santé Au Bout De Vos Doigts » n'est pas un livre scientifique sophistiqué avec tous les grands mots qui intimident et sont difficiles à comprendre par le commun des mortels.

Il est écrit pour aider le public en général à faire des choix intelligents pour sa vie.

Il veut fournir des informations de base afin de familiariser tout le monde avec ce qui est en jeu, à prendre un rôle proactif dans sa santé.

Car une vie saine et durable n'est pas l'effet du hasard, c'est un choix. La vie n'est pas un restaurant au style buffet où l'on peut sélectionner ça et là en fonction de son humeur et de ce qui se passe dans ses fantasmes au mépris des conséquences. Nous devons être des gens responsables et éduqués disposés à apprendre et à pratiquer les connaissances reçues.

Nous devons nous rappeler que la santé est un domaine qui nécessite un voyage anthropologique. Il implique de nombreux autres domaines et disciplines, y compris l'économie, la politique, les sciences humaines, l'environnement, la physiologie, la chimie, la sociologie, la biologie et bien d'autres encore… Par conséquent, certaines données de base sont nécessaires. Elles seront introduites de façon aussi simple que possible.

En résumé, tout lecteur qui jette un coup d'œil éclairé et impartial sur lui-même, et autour de lui-même sans aucune crainte ou pression peut conclure que : « nous sommes des créatures merveilleuses». Je tiens à vous aider soit à poursuivre dans cette voie ou à découvrir une piste différente. Par conséquent ce livre vise les objectifs suivants :

1. Sensibiliser les gens concernant l'importance d'être en bonne santé

2. Fournir des informations essentielles pour aider à comprendre le concept de la Vie

3. Vulgariser les causes cardinales qui affectent la santé

4. Fournir un cadre pour mener une vie saine

5. Mettre l'accent sur la prévention au lieu de réagir à chaque fois qu'on rencontre un défi médical

Tout au long de votre lecture, vous allez remarquer que certaines idées sont articulées plusieurs fois. Ceci est fait intentionnellement pour renforcer le message principal.

Dans l'ensemble, nous voulons permettre à chaque lecteur de faire le bon choix de rester en bonne santé ou de traiter des questions de santé à travers une approche holistique / une médecine intégrale.

Par conséquent, le succès de ce livre ne dépendra pas seulement du nombre d'acquéreurs, mais surtout du nombre de lecteurs qui auront fait le choix d'intégrer leur nouveau savoir aux pratiques de leur vie quotidienne afin de lutter contre les courants actuels. Il convient de faire le deuil de ses mauvaises habitudes afin de vivre longtemps, en bonne santé et avec élégance. Vous êtes le juge ultime d'un tel projet ambitieux. Je sais qu'ensemble, nous pouvons faire voile pour un monde plus sain. Je vous remercie et je vous félicite à l'avance !

La Santé Au Bout de Vos Doigts

PRÉFACE

Les médias, par les courants et les modes qu'ils véhiculent, orientent les choix que les gens font en matière de santé. Par la même occasion, ils sont conditionnés par toutes sortes de publicités les incitant à trouver les meilleures avenues pouvant les conduire au bonheur individuel ; et ceci souvent en suivant inexorablement leurs faiblesses, leurs appétits et affections dont ils ont fait preuve au cours de toute leur vie. Car ils méritent bien de se dorloter. Depuis de nombreuses années le message sublimal est : « si quelque chose vous procure du plaisir, faites le».

Des années plus tard, tous découvrent qu'ils paient le prix de leurs choix antérieurs. En raison de leurs habitudes alimentaires et leur style de vie, beaucoup sont confrontés à des maladies, des handicaps, voire la mort prématurée. Il faut aussi noter la montée en flèche des coûts des soins de santé. Le temps est venu pour nous de changer nos habitudes, de prendre le contrôle de nos vies et d'apprendre les voies et moyens pour inverser le courant, œuvrer pour notre santé et jouir d'une vie abondante.

C'est pourquoi je tiens à vous introduire mon programme intitulé : « MYHOP » : « Optimisez votre santé pour une vie abondante. (MYHOP : Maximize Your Health Opportunity Program). Il est conçu pour vous aider à maintenir votre santé et à vivre plus longtemps. Il se compose de quatre étapes simples : (EAST) Éducation, Action, Satisfaction et Témoignage.

A.) L'éducation : faire un choix libre et éclairé exige qu'on soit au courant des alternatives. Identifier la différence entre ce qui est bon et ce qui est nuisible à sa santé est indispensable. Une telle connaissance vous rendra libre de choisir et de vous préparer pour les conséquences de vos choix. La quasi-totalité d'entre nous veut vivre une vie saine. En vue de poursuivre un tel objectif, nous devons être bien instruits.

B.) L'action : Après avoir appris ce qu'il faut faire pour vivre une vie digne d'être vécue, il est logique de se servir de ses connaissances, de prendre des mesures concrètes en vue d'appliquer une telle connaissance. L'action est le placenta de la réussite. Elle vous stimule au travail. Elle vous pousse à chercher et à choisir les meilleures stratégies, à établir des priorités, à rester réaliste, à répondre aux défis et accepter des sacrifices divers pour atteindre les objectifs visés. Le monde est rempli de gens qui parlent à longueur de journée de grandes idées et qui étalent leur savoir et leur degré de sophistication dans nombres de domaines. Ils rêvent de faire des changements, mais ils temporisent. Ils ont tendance à procrastiner et n'arrivent jamais à prendre des mesures nécessaires pour atteindre des buts définis. Le succès n'est pas dû à un concours de chance et de hasard. Chaque étape de votre réussite vous aidera à aller de l'avant. Il n'y a pas lieu de laisser tomber ses gardes ou de faire preuve de complaisance ou d'arrogance.

C.) La satisfaction : Dès que vous avez mis la main à la pâte, et commencez à appliquer ce que vous avez appris ou ce qu'on vous a rappelé, une fois que vous commencez à suivre les directives et à faire les modifications appropriées dans vos habitudes alimentaires et votre mode de vie, vous allez noter des résultats dans quelques jours ou semaines avec l'encadrement approprié. Cela vous ouvre les yeux de façon émerveillée. Cela sert à cimenter votre confiance en vos choix et votre pèlerinage. Vous allez constater l'agréable surprise du début de votre nouvelle silhouette.

D.) Le témoignage : Quand les gens qui vous entourent commencent à remarquer la différence dans votre apparence physique, votre humeur et votre attitude, ils poseront des questions et vous en profiterez pour parler du nouveau programme. Vous deviendrez plus sociable, plus extraverti et prêt à discuter des changements qui font une différence dans votre vie.

Le programme « Optimisez votre Santé pour une vie abondante » (MYHOP) veut vous féliciter ainsi que tous les autres et connaissances que vous aurez l'occasion d'influencer positivement après la lecture de cet ouvrage. Prenez note au fil de vos découvertes ; appliquez progressivement les conseils présentés, vous verrez avec bonheur les effets répercussifs sur vous et les vôtres. Après tout, si nous voulons éviter les surprises de l'avenir, nous devons contribuer à le forger. Si nous voulons forger l'avenir, il faut contribuer à le définir.

INTRODUCTION

Je rencontre une nouvelle fois Dr. Jean Daniel François, médecin de profession, sur son itinéraire d'écrivain et me découvre devant la maîtrise de ses arts ainsi que la multiplicité de ses talents.

Cette fois ci, il soumet à notre méditation le fruit de ses nombreux travaux de recherche et de ses réflexions personnelles sur un thème relevant de sa passion et de son domaine de compétence dans son nouvel ouvrage ayant pour titre : « La Santé Au Bout De Vos Doigts » qui se veut d'être une approche simplifiée et holistique de la santé pour une vie abondante et accomplie à tous égards.

Dans ce travail réalisé avec tact et patience, docteur François nous a introduits dans les méandres d'une science aussi complexe que difficile, pour nous faire apprécier, la valeur des deux dons les plus importants que nous avons recus de Dieu en venant en ce monde : la vie et la santé les méandres d'une science aussi complexe que difficile pour nous faire apprécier la valeur des deux dons les plus importants que nous avons reçus de Dieu en venant en ce monde ; la vie et la santé. Créés pour la jouissance pleine et entière de ces deux dons, nous avons pourtant pour la plupart connu de nombreux défis qui nous ont grandement perturbé l'existence et cela malheureusement dès le sein maternel. Nos imperfections génétiques, nos maladies chroniques, nos troubles de toutes sortes, ainsi que les accidents cérébraux, ou les troubles cardiovasculaires et autres qui relèvent de beaucoup de facteurs identifiables et même contournables que nous pouvons découvrir ou réviser dans cet ouvrage sont d'une lecture passionnante et agréable.

Tout tourne autour de notre bien-être physique, mental, émotionnel et spirituel. Un dérangement même mineur sur n'importe lequel de ces plans peut et entraînera certainement un déséquilibre parfois sérieux au niveau de notre adaptation personnelle et de notre fonctionnement dans nos divers milieux sociaux. Je vous fais grâce d'exemples. Un diagnostic redoutable du médecin de famille ou d'un spécialiste a la capacité et la force suffisante de défaire notre monde, renverser nos projets et basculer tous nos plans dans le néant. Les maladies chroniques ou génétiques sont des ennemis puissants. Le cancer, l'hypertension artérielle, le diabète, l'artériosclérose, l'arthrite, les rhumatismes, l'asthme, l'obésité pour ne citer que ceux-ci sont des monstres puissants et ahurissants qui nous montrent leurs cornes ou nous font de la grimace à tous les carrefours de notre existence.

Nous soupirons tous après l'homéostasie. Se lever chaque jour pour contempler le lever radieux d'un nouveau soleil, pouvoir respirer l'air pur et frais des montagnes ou de la plaine, écouter le bruissement des feuilles ou le glouglou du ruisseau, goûter aux délices d'un plat savoureux, croquer sa pomme à belles dents, être capable de se mouvoir sans même sentir le frottement des os de ses vertèbres ou de ses joints, jouir de l'amour de ses semblables, sentir que l'on ne souffre d'aucun mal majeur ou mineur sont les expériences les plus heureuses réservées aux humains. Nous ne le comprenons toujours pas assez et par manque d'effort ou d'information nous tombons malades. Nous traversons les différents stades de notre vie déjà trop courte sur terre, débilités, paralysés, malheureux, souffreteux, grincheux, angoissés en révolte contre notre propre image.

La bonne nouvelle de l'heure est que nous pouvons reconquérir notre santé si nous l'avons perdue par l'ignorance des lois qui la régissent. Nous pouvons encore mieux faire. Nous pouvons veiller à conserver notre santé et traverser le temps sans nous plaindre et sans être les victimes de nos propres choix. A part nos tares héréditaires, nous sommes responsables de beaucoup de nos déficits biologiques que nous pouvons heureusement inverser ou ralentir.

« La Santé Au Bout De Vos Doigts » nous montre la route à prendre, les expériences à faire, la qualité et la quantité de nourritures à mettre dans chaque assiette et à introduire dans notre organisme, les démarches à éviter, les substances à ne point inclure dans notre diète en vue de jouir d'une santé optimale.

C'est Faraday qui disait dans sa loi chimique : « Rien ne se perd, rien ne se crée, dans toute réaction chimique la masse totale des corps qui disparaissent est égale à la somme totale des corps qui prennent naissance. » Si cette loi est vraie en chimie, elle est aussi vraie en biologie. Pour paraphraser Faraday je dirais que la masse totale des aliments qui disparaissent dans notre bouche est égale à la somme totale des maladies ou des molécules de santé qui prennent naissance dans notre organisme. Tout ce que nous mettons à la bouche est une formule chimique capable de conséquences heureuses ou désastreuses sur notre santé ; et réapparaîtra sous une forme ou sur une autre dans notre organisme.

C'est tout simplement la vérité que notre santé se situe au bout de nos doigts et de nos choix. Je te remercie de tout cœur Docteur François pour ce grand éclairage sur un sujet si difficile à saisir et à accepter. Nous sommes tellement esclaves de nos habitudes et de nos choix culturels. Tes lecteurs, je suis convaincue, te sont déjà reconnaissants pour « La santé Au Bout De Vos Doigts, » un livre dont je recommande la lecture à tous et cela avec tous les compliments de ta sœur.

~ Raymonde Jean, B.S., M.A.

*Pour réussir là où ça compte vraiment,
il faut la sagacité pour identifier sa position et
sa condition, la volonté pour s'engager sur la voie
qui y conduit, la diligence pour identifier les
moyens, la capacité et la détermination
pour prendre les mesures appropriées qui
débouchent sur l'objectif visé.*

La Santé Au Bout de Vos Doigts

1ᴱᴿᴱ PARTIE

Les principes fondamentaux de la vie

Parce que tous les êtres vivants sont mortels,
Nous ne sommes jamais trop jeunes pour
nous intéresser à trouver le secret
d'une vie durable et agréable.

La Santé Au Bout de Vos Doigts

CHAPITRE I

Les facteurs majeurs qui affectent la vie

La vie et la mort jouent un jeu dangereux de cache-cache. Ils sont mutuellement exclusifs. Cependant, la mort a la haute main sur la vie. Une fois vaincue par la mort, la vie ne peut plus refaire surface, tandis que là où règne la vie, la mort peut continuer à l'inquiéter tout au long de son cours. Par conséquent, la vie - comme le don le plus précieux - nécessite de la vigilance, un combat incessant, et une lutte quotidienne pour la soutenir et tenir la mort à distance aussi longtemps que possible.

Bien que la période prénatale soit cruciale pour la survie, dès que le bébé pousse son premier cri dans ce monde, la mort sort ses tentacules pour voir si elle peut le dévorer. Elle scrute chaque petit détail pour voir si elle peut trouver un moment favorable, un maillon faible pour pénétrer et engloutir le nouveau né. C'est pourquoi chaque être vivant fait face à toutes sortes de défis à partir de l'instant de la naissance jusqu'au dernier souffle. La durée de la période entre la vie et la mort dépend de la façon vigoureuse dont notre organisme réagit. C'est une lutte incessante que nous devons soutenir. Heureusement, la majorité d'entre nous sont nés avec tout ce qui est nécessaire pour combattre le bon combat, rester en vie et en bonne santé. L'essentiel est de persévérer et faire de notre mieux.

De toute évidence, un **environnement** idéal ne tolérera pas les maladies. Toutefois, l'exposition aux propriétés physiques, chimiques de certains corps, aux facteurs de risques biologiques et de radiation, ainsi que les facteurs physiques, sociaux, mentaux, religieux, culturels, économiques et politiques auront une incidence sur l'état de santé des êtres vivants. Nous devons aujourd'hui mettre en œuvre une gestion prudente de l'environnement, ce qui inclut comment disposer des déchets, comment préserver l'air et l'eau, maintenir l'assainissement et l'hygiène, la sécurité, la préparation aux divers types de catastrophes, etc. Nous avons besoin d'air pur, d'eau potable, d'un climat qui inspire la confiance, et d'un environnement stable pour le développement, la croissance et la maturité complète de l'être. Les gens ont besoin d'éclairage, de ventilation, d'écologie, d'éthique, de constance et d'un minimum de confort pour s'épanouir.

Nous savons aussi que les **gènes** jouent un rôle dans de nombreuses maladies telles que les troubles et affections cardiaques, le diabète, l'hypertension, l'asthme, le taux de cholestérol élevé… Par conséquent, si un ou les deux parents ont une maladie quelconque, il y a un risque accru pour que le bébé né des œuvres du couple soit lui aussi affecté.

Les facteurs d'influence sur l'espérance de vie

Divers facteurs jouent un rôle important en influant sur l'espérance de vie moyenne des personnes. Se référant aux données de l'Organisation mondiale de la Santé (OMS), l'espérance et la qualité de vie varient à travers le monde. Parmi les facteurs qui influent sur la vie humaine citons les suivantes :

A.) **Le Temps** : La notion de temps a tendance à être naturellement écrasante parce que nous sommes dans ce monde et il nous faut trouver du temps pour évoluer. Nous sommes assujettis à exister dans ce monde et nous devons laisser le temps poursuivre son cours inexorablement, sans aucune pitié. En fait, notre propre vie est définie en fonction de la durée limitée qui nous est impartie. Nous sommes juste un tiret entre deux dates. Cela peut nous faire sentir que nous sommes pris au piège dans notre petite période de vie sans notre consentement, sans que personne n'ait le temps de nous expliquer les rouages de l'existence de la planète. Une telle démarche ne bénéficie à personne et peut même lui être préjudiciable. Parce que le temps pour nous d'analyser un tel concept ne sera jamais assez. Alors, que faisons-nous ? Nous faisons de notre mieux avec le temps que nous avons. Parce que nous ne savons pas quand nous allons mourir, nous devons être assez sages pour vivre tous les jours qui nous sont destinés pleinement en tirant le meilleur parti de chaque occasion que nous obtenons. Le processus de vieillissement est universel et inévitable.

B.) L'Environnement : D'abord, le mot environnement évoque l'idée du monde naturel dans lequel les plantes, les animaux et les êtres humains évoluent. Toutefois, dans le contexte de ce livre, ce terme renvoie à la totalité des facteurs externes, et des circonstances entourant la vie des organismes. Il comprend les paramètres physiques, les facteurs sociaux, culturels, politiques et religieux qui influencent la nature, la croissance, le développement et la survie des organismes, des particuliers ainsi que des communautés. L'environnement à un impact direct sur la qualité de vie de chaque personne.

En fait, selon l'Organisation Mondiale de la Santé (OMS) les facteurs de risque environnementaux sont responsables d'au moins 24% du fardeau des maladies à l'échelle mondiale. Ce fardeau est mesuré en nombre total d'années de vie en bonne santé perdues pour l'ensemble de la population mondiale. Les changements environnementaux augmentent les risques pour 85 des 102 maladies majeures répertoriées par l'Organisation Mondiale de la Santé.

Parmi les facteurs qui peuvent influer sur la vie, nous pouvons inclure : des agents chimiques (métaux lourds, pesticides, polluants organiques persistants), et d'autres mélanges, à l'intérieur de la pollution atmosphérique et à l'extérieur, le rayonnement ultraviolet, les dommages ou l'érosion des écosystèmes, l'eau insalubre, le changement climatique, le rayonnement électromagnétique (champ électrique et magnétique), etc. Le milieu approprié ne dépend pas uniquement d'un seul déterminant. Cependant, il est clairement établi que l'environnement influe sur la longévité et la qualité de vie.

C.) **La diversité génétique** : Bien que les scientifiques continuent à travailler sur une « séquence complète du génome humain de référence », il est devenu un fait bien connu que tous les organismes vivants ont un code génétique qui est constitué de quatre bases possibles (notée comme suit : **A**dénine, **G**uanine, **C**ytosine, et **T**hymine). Il y a environ 45.000 gènes codant des protéines trouvées dans 46 chromosomes humains (2 chromosomes sexuels et 22 paires de chromosomes autosomiques). Nous entendons souvent les gens dire : « J'ai de bons gènes ». Eh bien, les gènes sont constitués d'acide désoxyribonucléique (ADN) qui fabriquent des protéines qui se combinent de diverses manières pour donner un acide aminé particulier (il ya 22 acides aminés chacun est représenté par une séquence de trois lettres appelé « codon »). Sur la base de leur combinaison, nous avons les différentes parties du corps humain. Par conséquent, si la combinaison est modifiée, ou s'il ya un changement dans la séquence d'ADN normal, il s'ensuit une perturbation et des troubles. Des causes diverses peuvent être à l'origine d'une maladie génétique.

1— une mutation dans un gène unique : troubles mono géniques. Nous obtenons nos gènes de nos parents. En raison de la mutation dans l'un ou les deux chromosomes (un de chaque parent), nous pâtissons de maladies congénitales telles que la drépanocytose, la mucoviscidose, la maladie poly-kystique des reins … Suivant que le gène de maladie est hérité de l'un des chromosomes issus des parents, vous vous retrouverez avec des maladies dominantes ou récessives

2—mutations dans les gènes multiples : hérédité multifactorielle des troubles

3—combinaison de facteurs, y compris les chromosomes endommagés, les mutations génétiques et les coefficients environnementaux.

Dans l'ensemble, toutes les grossesses comportent un risque de troubles génétiques. Cela explique pourquoi les futurs parents doivent être informés de la possibilité d'anomalies héréditaires qui passent d'une génération à la génération suivante, ou en raison de l'exposition aux médicaments, aux produits chimiques, radiations, facteurs de comportement ou autres qui peuvent causer des altérations génétiques chez le bébé.

D.) **Les Maladies** : Selon l'Organisation Mondiale de la Santé (OMS), il y a une moyenne de 55 millions de personnes qui meurent chaque année dans le monde entier. Parmi les maladies incriminées, nous pouvons inclure diverses infections, les maladies coronariennes, les cancers liés à des causes différentes, y compris le tabac, les produits chimiques et les pesticides. La violence à domicile, le suicide, les accidents et la violence occupent aussi une position prioritaire sur la liste. Aux États-Unis, les statistiques de 2000 de l'OMS ont révélé que les Américains « meurent plus tôt et passent plus de temps invalides » ? Disability Adjusted Life Expectancy (DALE) reconnaît une corrélation entre la moyenne d'années de vie et le régime alimentaire, l'éducation et les soins de santé.

E.) **L'Age** : le vieillissement est un processus complexe au cours duquel une série de changements s'imposent de façon inexorable, même dans les meilleures conditions et avec leurs implications physiologiques et pathologiques. Une fois qu'on arrive dans ce monde, l'horloge biologique commence sa marche vers l'épuisement du temps imparti à chacun en passant par les détours et en nous faisant subir les épreuves inhérentes à cette existence ; la vieillesse, voire la mort. Les scientifiques n'ont pas encore trouvé un moyen de ralentir ce processus et cette finalité, de tout inverser ou, mieux encore de l'empêcher. L'impact du vieillissement est multifactoriel y compris physique, physiologique, mental, sexuel, etc. Bien que le processus ne se manifeste pas d'une manière universelle, le fait est que tout le monde a son lot en vieillissant.

F.) **Le Sexe** : Parce que nous ne vivons pas dans un monde parfait, parce que les situations ne sont pas idéales, les deux genres (masculin et féminin) sont excellents, mais chacun d'eux a ses avantages et ses inconvénients. Quand il s'agit de la nature humaine, il ya des différences biologiques, physiologiques et comportementales entre l'homme et la femme. Il existe également des différences socio culturelles imposées à chacun des deux sexes. Certains comportements sont attendus de l'homme, et certaines manières sont tolérées chez les femmes. Si l'homme jouit de certains attributs physiques comme la force et l'endurance, à la fin du jeu les hommes meurent beaucoup plus tôt que les femmes. Quelque soit le pays ou la population, la différence entre les deux sexes réside dans la longévité. Est-ce à cause de leur style de vie, leur comportement aventureux, la façon de gérer les frustrations de la vie, les différences chromosomiques, le nombre de chromosomes X, le niveau du métabolisme, les hormones sexuelles : testostérone vs œstrogène, la prédisposition génétique, la santé … ? Il y a pas mal de théories explicatives du fait que les femmes jouissent d'une longévité supérieure à l'homme. Le jury est encore en session et nul n'a encore le verdict. La recherche doit être poursuivie. Néanmoins, il est un fait indéniable que l'espérance de vie des femmes est supérieure à celle des hommes. Cela ne signifie pas que l'un des sexes soit plus vulnérable que l'autre. Chaque sexe, chaque individu révèle la variabilité de ses schémas pathologiques.

G.) **La Race** : Sur la base des données recueillies, il y a une différence dans l'espérance de vie moyenne fondée sur la race. Les groupes minoritaires en général ont un pire sort en comparaison aux groupes majoritaires. Il y a plusieurs hypothèses qui tentent d'expliquer l'écart, y compris la mauvaise santé, le manque d'éducation, le niveau de développement économique et social, la discrimination, les pressions sociales, le stress et les pratiques, etc., …L'écart est-il psychosocial ? Est-ce génétique ? Est-ce l'environnement ? Est-ce une combinaison de plusieurs facteurs ? Le temps nous le révélera.

H.) **Les conditions de vie /l'Économie et l'Éducation** : En fonction de la situation financière, du quartier où l'on vit, et de son niveau d'éducation, la qualité de vie sera affectée positivement ou négativement.

I.) **Les habitudes** : De toute évidence, être en vie, est un grand privilège. La vie est un don précieux que tous les êtres normaux devraient chérir. Malheureusement, nos choix, nos actions n'expriment pas toujours notre gratitude. Tôt dans la vie, nous commençons à développer des habitudes qui sont fondées sur ce qui nous a été enseigné par des mots, des actes et l'environnement. Ces habitudes déterminent notre vie et influencent le résultat de notre destin. Si l'on s'accroche à la drogue, la pratique des vices de toutes sortes, si l'on se distingue par la paresse, l'oisiveté, le manque de sommeil, une mauvaise alimentation, la jalousie, la colère, et si l'on nourrit de mauvaises habitudes, on finit par récolter la catastrophe et la destruction. Un comportement irresponsable n'est pas propice à une vie respectable, saine, heureuse et prospère. D'autre part, être positif, motivé, discipliné, orienté vers un but, persévérant, reconnaissant, généreux, courageux, et soucieux de sa santé, tout cela fait partie des bonnes habitudes qui auront un impact positif dans la vie en général, et la durée de vie en particulier. Les équations de la qualité et de la quantité de notre vie ont tout à fait quelques inconnues, mais les facteurs connus comprennent nos différentes actions et notre niveau d'activité, notre comportement, notre style de vie, notre attitude, nos conditions de vie, notre spiritualité, notre alimentation et notre culture.

De l'enfance à l'âge adulte, nous apprenons beaucoup de choses qui établissent la disposition de notre caractère. Grâce à l'apprentissage et la répétition, nous développons un modèle de comportement qui devient automatique. Une fois que le cerveau a stocké les voies de certains modèles de fonctionnements, nous agissons comme si nous étions sur pilotage automatique, c'est une croisière en toute transparence et sans effort. C'est ce que nous appelons l'habitude : « un autre nous-même », notre « seconde nature ». L'habitude est relativement stable et moule nos vies dans divers domaines.

Un peu plus souvent que nous le désirons, nous accumulons plus de mauvaises habitudes que de bonnes. Il n'est pas facile de se débarrasser de ses mauvaises habitudes. Les scientifiques et les philosophes ont proposé des techniques pour nous aider à développer des habitudes plus solides et plus enrichissantes pour remplacer les mauvaises. Ces techniques comprennent l'utilisation de certains modèles de comportement intellectuel ou des habitudes de l'esprit - la discussion, le dialogue, la communication, la perspective, l'analyse, l'imagination… Il faut une habitude pour remplacer une autre.

Une fois que nous voulons vivre une vie saine et plus significative, nous devons décider de chercher activement à former de nouvelles bonnes habitudes ; il faut répéter les nouveaux choix à plusieurs reprises. Il faut imiter les bons exemples et progressivement apprendre à établir un nouveau mode de vie. Grâce à la conviction, la détermination, la pratique, l'adaptation, la répétition, la conscience de soi, la relocalisation, le conseil, la concentration et la motivation. Éventuellement les choix appropriés prendront la forme de réponses automatiques, voire des réflexes.

Les êtres humains sont nés pour avoir une vie saine et abondante. Nos habitudes jouent un rôle clé dans la réalisation d'un tel objectif. La clé est d'éliminer les mauvaises habitudes, de les remplacer par de bonnes habitudes, se concentrer, garder une perspective saine, avoir l'œil ouvert sur ce qui nourrit notre esprit, notre caractère et notre environnement.

J.) **Le Caractère et La Personnalité** : Nos perceptions et nos comportements jouent un rôle important dans notre voyage à travers la vie. Bien que le caractère et la personnalité soient souvent utilisés de façon interchangeable, en réalité, ils ne sont pas les mêmes. Le premier est ce qui nous identifie, ce que nous voulons devenir pendant notre processus de maturité. Il est moulé sur la base de notre formation pédagogique, notre culture, nos valeurs, nos expériences dans la vie. Il peut révéler de la vilenie ou / et de la sublimation. Il s'agit d'une réflexion de son for intérieur, ses pensées, la vision… Quant à la personnalité, elle relève plutôt de notre identité, ce qui est essentiel dans notre description, comment nous nous comportons dans différentes situations. En bout de ligne, elle reflète nos valeurs, notre façon de traiter avec notre environnement, la façon dont nous traitons les autres et nous-mêmes. Notre approche et notre perception de la vie ont beaucoup à voir avec notre tempérament, notre caractère et notre patrimoine génétique.

K.) **Le Destin** : Peut-être vous connaissez quelqu'un qui viole tous les principes sous le soleil pour ruiner sa santé. Il boit, il fume, il ne dort pas, il ne suit aucun régime alimentaire, il ne fait aucun exercice. Pourtant il espère célébrer ses 60, 70 ou même ses quatre vingts ans, tandis que d'autres personnes qui sont toujours soucieuses de leur santé, agissant avec minutie et scrupule, traînent encore une vie difficile et maladive. Ceci nous porte souvent à dire que la vie est injuste. Croyez-moi, ceux qui négligent leur santé et qui se portent bien sont quelques exceptions qui permettent de confirmer les règles générales. Il est avantageux de faire de son mieux afin que, en cas de malheur ou de revers, on ait une conscience tranquille. Une conscience troublée entrave la guérison quand la maladie survient, tandis que la conscience tranquille facilite le processus de guérison et allège le fardeau de la maladie. Le mot de la fin n'est pas totalement sous notre contrôle. Cependant, le hasard ou la fortune ou le malheur ou la chance ou le destin ne devrait pas être un facteur clé dans notre décision de vivre une vie saine et heureuse.

L.) **L'Attitude** : Au cours de notre pèlerinage sur cette terre, nous rencontrons constamment de nombreux défis, et faisons face à d'innombrables difficultés. L'attitude, cette posture mentale face aux évènements, fait la différence entre ceux qui survivent et ceux qui abandonnent la lutte. Nous avons tous notre part de problèmes, et sommes l'objet des quantités différentes de pression et de stress.

La principale différence est le mécanisme d'adaptation. La capacité de s'adapter à ces situations peut avoir un impact positif ou négatif sur la qualité et la quantité de vie. Un mot qui fait un monde de différence est **l'attitude** ! L'Attitude positive est notre disposition psychologique d'aborder la vie d'une manière proactive. Il s'agit d'une prédétermination personnelle de ne pas laisser quelque chose ou quelqu'un prendre le contrôle de notre vie ou manipuler notre humeur. L'Attitude positive nous permet d'anticiper, d'excuser, de pardonner et d'oublier sans être naïf ou stupide. Il s'agit d'une décision personnelle de rester en contrôle et de ne pas perdre certains attributs de son caractère, sa personne. L'Attitude positive nous indique la bonne conduite à adopter en face de toutes sortes de tempêtes et cela en toute sécurité.

Elle nous aide à nous lever chaque matin heureux et déterminé à tirer le meilleur parti d'un jour tout nouveau. Quoi qu'il arrive, une bonne ou une mauvaise attitude fait toute la différence. Il n'est pas toujours facile d'avoir une attitude positive, néanmoins, nous devons nous rappeler que nous pouvons faire face à une nature ou à un monde cruel. Nous pouvons modifier et améliorer notre attitude à tout moment ainsi que nos perceptions et nos négociations avec notre environnement. Notre Attitude nous aide à transcender les moments difficiles. Après tout, tout n'est que temporaire. La bonne attitude va nous guider dans la gestion de notre santé, notre situation financière, notre mariage / notre vie familiale, nos réalisations intellectuelles, etc.

M.)**La spiritualité** : Autant que nous devons faire attention à notre alimentation pour la sante physique, nous devons aussi viser notre bien être spirituel. Notre esprit a une incidence déterminante sur notre bien-être général. Nous avons besoin de contrôler ce qui se passe dans les méandres de notre cerveau. Qu'est ce qui occupe les avenues de notre esprit au contact du téléviseur, des jeux vidéo, de l'Internet, des livres, des magazines, etc. ? Qu'ils soient constructifs ou destructifs, ils auront leur impact sur nous et sur nos perspectives, notre attitude envers la vie.

En résumé : À partir du moment où un organisme arrive à l'existence, la lutte pour rester en vie commence aussi. De nombreux facteurs entrent en collision pour influencer et déterminer son cheminement sur cette planète d'une façon ou d'une autre. Dans une certaine mesure, l'état de santé de chaque être humain est déjà préparé bien des années avant sa naissance. Dans le cadre de la phase de la fécondation, les gènes sont transmis par les deux parents à la descendance. Certaines maladies sont liées au chromosome X trouvé uniquement chez la mère, certaines autres maladies viennent du chromosome Y trouvé seulement chez le père ; certaines maladies sont récessives, d'autres sont dominantes. Donc, sur la base du bagage médical de chacune des deux personnes qui s'unissent pour donner naissance à quelqu'un, le nouveau-né peut hériter déjà d'une certaine condition soit du côté de la mère ou du côté du père ce qui aura certainement une incidence sur l'état de sa santé.

Les conditions dans lesquelles la mère évolue au cours de la grossesse, l'état de l'environnement, le niveau de stress, l'état nutritionnel, la santé de la mère, la consommation de cigarettes, l'alcool, la drogue, la quantité de repos, tout cela peut également affecter la santé du nouveau-né.

C'est pourquoi il est primordial que toute femme qui est enceinte accorde une attention particulière à son état général, cherche et reçoit d'amples soins et soit suivie pour minimiser le risque de nuire au bébé.

Évidemment, pour la plupart, nous sommes nés sains et normaux. Toutefois, au cours de notre vie, beaucoup d'entre nous -à différents stades de notre existence - succombent aux maladies. C'est un fait établi, les statisticiens ne peuvent pas prédire le pourcentage exact de la population qui va être victime de telle ou telle maladie. Cependant nous ne pouvons pas nier que certains comportements, certains choix, certaines habitudes et certains environnent vont avoir leur impact sur la population. Notre état de santé peut changer quand on s'y attend le moins. Souvent les gens réagissent en pleurant : « C'est incroyable… » « Pourquoi moi ?… » Selon l'Organisation Mondiale de la Santé, les statistiques révèlent que nous vivons dans un monde qui souffre d'un nombre impressionnant de maladies et le nombre à tendance à augmenter avec le temps. Savez-vous que pendant la première décennie du 21e siècle, en moyenne, plus de 55 millions de décès sont signalés chaque année dans le monde entier avec pour principales causes les maladies cardiaques, les cancers, les accidents vasculaires cérébraux, les infections, etc. ? Les prédictions pour l'avenir sont plutôt sombres. Pourquoi tant de gens meurent ? Pourquoi y a-t-il beaucoup plus de gens qui tombent malades ? Pourquoi devons-nous mourir prématurément ?

Paradoxalement, le domaine médical continue à faire des grandes découvertes en science et en technologie. La vraie réponse peut sembler très simple, mais c'est un fait : Parce que « nous avons désobéi ». Attendez une minute ! Cette réponse n'a rien à voir avec la religion. Suivez-moi, s'il vous plaît. Par nature, nous sommes aventureux, nous voulons le confort, le plaisir, les changements, les progrès, et l'accumulation des biens matériels. Nous voulons la gloire et le succès. En vue de satisfaire nos passions et de jouir de tous les plaisirs possibles et imaginables, nous essayons tout ce qui est disponible. Les choses qui sont nuisibles à notre santé paraissent plus intéressantes, plus attrayantes. Or tous nos choix ont leur coût. Malheureusement, c'est notre santé qui en paie le prix. Quand nous le réalisons, nous ne pouvons pas recommencer ; nous ne pouvons pas effacer les erreurs du passé.

Abus – Excès –Maladies- Tentatives de solutions

La vie humaine comporte une série de facteurs qui s'entrecroisent, comme la chimie, l'hérédité, l'environnement, la physiologie, etc. Tous les facteurs doivent fonctionner d'une manière spécifique et harmonieuse pour une existence saine. Par exemple, l'air que nous respirons a besoin d'un certain pourcentage (21%) d'oxygène, d'azote (78%), 1% d'argon, d'hélium, de dioxyde de carbone, et d'autres gaz avec la vapeur d'eau. Si pour une raison quelconque une quantité considérable de pollution provenant de sources diverses y est ajouté, notre santé est automatiquement affectée par ce que nous inhalons par notre système respiratoire.

Pour la même raison, certains aliments, les boissons que nous ingérons peuvent être préjudiciables à notre santé, ainsi que certaines activités, le niveau de stress, etc.

Donc, quand la question pertinente est posée, pourquoi sommes-nous malades ? La réponse est simple : tout découle de nos parents, nos gènes, notre environnement, ce que nous mangeons, et nos habitudes.

Il s'agit d'un affrontement toujours présent entre les cellules que fabrique notre organisme et les germes, les toxines, le stress, le poison que nous ingérons naïvement pour satisfaire nos désirs les plus fous ; nous sommes toujours prêts à avoir des aventures.

Pour empirer les choses, plusieurs d'entre nous sont conditionnés à nous considérer comme des victimes à la merci des circonstances. Nous avons tendance à devenir les esclaves de nos habitudes, à rester passifs et à nous comporter comme des victimes, voire des martyrs. Nous apprenons très tôt que nous sommes tous sujets à être malades et à mourir, que la vie est courte, et ainsi ce qui compte vraiment, c'est d'en profiter pour en tirer le maximum de plaisir.

Souvent, pour « profiter de la vie », nous ingérons tout ce qui nous plaît. Le monde dans lequel nous vivons nous conditionne à manger, à boire et à être joyeux. Nous sommes libres et fiers de nos choix. Tout est permis, ou presque ! Le même monde fournit la nourriture, les boissons, et beaucoup d'amusements. D'aucuns ne peuvent passer un moment tranquille sans se sentir ennuyé.

Comment expliquons-nous donc le fait que quelqu'un puisse boire, manger et fumer toute la nuit, se réveiller avec une gueule de bois, il pense avoir eu un bon moment, et il est impatient d'avoir une autre occasion de faire la même chose maintes et maintes fois.

Dans certaine culture dominante, les réunions importantes évoluent autour de la nourriture. Plus nous mangeons, nous buvons, nous dansons, et nous nous détendons, plus amusante est la rencontre. Ce qui est servi n'est généralement pas pour nous maintenir en bonne santé. Résultat : nous tombons malades.

Ce sera la même société qui viendra à notre secours pour nous proposer une solution. Laquelle ? Nous allons voir le médecin et nous obtenons une ordonnance. Cette prescription est notre passeport pour la liberté. En effet, lorsque le médecin nous prescrit des pilules pour le cholestérol élevé, inconsciemment nous nous inquiétons très peu de notre régime alimentaire inadéquat qui augmente notre taux de cholestérol. Nous n'avons plus ce souci car le docteur nous a prescrit la pilule pour résoudre notre problème. Nous mangeons tout ce qui nous tombe sous la main et puis nous nous calmons la conscience en prenant « la pilule magique ». La prescription, c'est le permis, l'autorisation officielle qui semble nous affranchir de toutes nos contraintes.

Elle a le pouvoir de nous libérer de tout interdit. La nourriture est salée, ne nous inquiétons pas, mangeons du sel à satiété et puis nous prendrons le médicament contre l'hypertension ; cette boisson est trop sucrée, ne nous inquiétons point. Buvons-la puis nous prendrons la pilule ou l'injection d'insuline pour le sucre … D'une certaine façon ces médicaments semblent apaiser notre conscience, et nous excuser de notre manque de maîtrise de soi.

Mais, ces médicaments ont des effets secondaires et ouvrent la vanne de l'intempérance. Chaque fois que nous faisons ce qui est nuisible à notre santé, nous surmenons, voire abusons nos organes de défense. Nous les faisons travailler des heures supplémentaires, et après un moment, ils se fatiguent. Le foie, le cœur, les reins, le pancréas, l'intestin … commencent par s'user et donner des signes d'un certain dysfonctionnement. Et c'est le moment des grands maux.

En outre, même quand nous respectons les règles de la santé ou de la nutrition, il nous faut encore penser à certains processus naturels de dégénérescence auxquels est soumis tout organisme vivant tel : l'usure, les déchirures et le vieillissement. Une amie me raconte qu'elle aime beaucoup les mangues. Elle souffre pourtant de diabète. En principe, elle ne peut manger pas même une mangue. N'ayez pas peur, elle en mangera six, les yeux fermés. Puis vite, elle tachera d'avaler une double dose de son médicament pour le diabète. Quelle idée folle.

Chacun de nous trébuche d'une façon ou d'une autre. Il faut le reconnaître et faire des efforts sur nous-même. Entre parenthèse, si les mangues n'étaient pas à sa portée, elle ne serait même pas tentée d'en avoir une.

Alors pourquoi les gens tombent –ils malades ? Voici quelques raisons simples :

Les Causes de Maladies

1. Les prédispositions génétiques / la mutation / l'histoire de la famille

2. L'environnement, la localisation géographique

3. Les infections ou les toxines

4. L'alimentation et les habitudes

5. Le niveau et les types d'activités, le style de vie, la qualité de vie

6. Le niveau de stress provenant de diverses sources et la capacité d'y faire face

7. L'Âge, les types de personnalité

8. Les facteurs psychologiques et émotionnels

Nous pouvons rapidement classer ces causes en deux catégories. D'une part, nous avons les causes non modifiables, c'est-à-dire celles contre lesquelles nous ne pouvons pas faire grand-chose. D'autre part, nous avons les risques qui sont modifiables par nos choix et notre détermination. La connaissance et la capacité de contrôler les facteurs ou les risques modifiables sont d'une importance primordiale pour notre santé, notre longévité et la qualité de notre vie.

Vivre en santé n'est pas un accident. C'est un engagement au quotidien. Notre santé dépend de nos choix et de leurs conséquences sur notre organisme. Le mode de vie que nous adoptons, notre perception de la vie et de ses difficultés et le traitement que nous accordons à nous-mêmes conditionnent le résultat. Nous ne pouvons pas renoncer à la gestion de notre vie pour la confier à une personne quelconque, ou à un groupe de personnes, et cela en dépit de ce qu'ils disent, de leur niveau d'éducation ou de leur bonne volonté. Nous avons le contrôle de notre vie.

Malheureusement, nous ne pouvons pas non plus la vivre une seconde fois. L'existence humaine est une route à sens unique. Il n'y a aucune chance de la reprendre ou de recommencer à zéro. Notre santé, notre vie à bien des égards est entre nos mains.

En règle générale, nous récoltons ce que nous semons. Il y a une lutte constante entre notre esprit et notre corps. Dans le meilleur des mondes, l'esprit devrait toujours triompher pour le bien-être de l'être tout entier, sinon tout va au gré des circonstances. Heureusement nous pouvons toujours rentrer en nous-mêmes et réviser nos pratiques dans le sens de l'amélioration de notre santé

CHAPITRE II

Les maladies courantes de notre civilisation

« La connaissance est la meilleure médecine »

Après une brève revue des différents systèmes du corps humain, ainsi que des facteurs importants tels les composantes psychologiques et sociales, les comportements perturbateurs, les traumatismes, les accidents, l'usage de drogues, les symptômes, les plaintes et la localisation des préoccupations, on est en mesure de déterminer le système ou les systèmes qui sont affectés lorsque les maladies surgissent. En général quand une partie du corps est affectée, c'est tout le corps qui en pâtit.

De toute évidence, ce n'est pas notre intention de considérer toutes les maladies ou de couvrir les moindres détails sur les maladies les plus courantes. Il s'agit d'un aperçu rapide de quelques-unes des conditions qui influent sur notre santé. Les exemples qui suivent peuvent vous aider à mieux comprendre votre propre organisme.

Dans quel système placeriez-vous les exemples suivants ?

Le cas de JC.

M. JC est dans sa vingtaine, mais selon le témoignage de sa mère, il a eu à plusieurs reprises des difficultés respiratoires. À 6 mois, le pédiatre le diagnostiquait d'une bronchiolite (inflammation des bronchioles, une partie des poumons), puis des épisodes répétées de rhume, le nez qui coule, des difficultés à respirer et même des moments de respiration sifflante, avec eczéma ici et là.

Ces symptômes étaient si fréquents que la mère cessa de l'emmener à la salle d'urgence. Elle lui donnait des potions naturelles et des médicaments en vente sans prescription. Avec le temps, sa condition s'améliora légèrement. Il devint moins symptomatique, mais avait encore la toux, des épisodes de malaise, la fatigue, et une respiration sifflante, haletante. On s'imaginait que tant de maux étaient dus à son état d'obésité. Puis récemment, son état s'aggrava au point qu'il fut admis d'urgence à l'hôpital et il dût être intubé pendant quelques jours.

Que se passe-t-il avec JC ?

Disons tout de suite qu'il ne faut pas prendre à la légère les problèmes d'ordre respiratoire, ou toute autre condition médicale.

Selon l'histoire du patient : JC a traîné des problèmes respiratoires depuis l'enfance : les eczémas, la toux et une respiration sifflante, qui s'est aggravée au point qu'on a du donner à JC le soutien d'un appareil de stimulation pendant quelques jours. Qu'est ce qui ne va pas ?

Les causes possibles sont : l'asthme, les allergies, l'embolie pulmonaire (caillot de sang dans les poumons), l'anémie, un problème cardiaque, la pneumonie, etc.

En médecine, l'incapacité de respirer (dyspnée) doit être adressée de manière agressive. L'intubation –l'utilisation d'une machine de ventilation - ne signifie pas la peine de mort. Cela signifie qu'à ce moment précis le patient a besoin d'aide pour respirer. Une fois les causes identifiées, les médecins traitent le mal de façon efficace, le patient est capable de revenir à sa respiration normale, selon certains paramètres, il n'aura plus besoin de la machine ; il sera « ex tubé ».

C'est peut-être le moment de commenter aussi sur l'idée de DNR / DNI (ne pas réanimer, ni intuber). Dans le domaine de la santé, nous avons l'habitude d'entendre parler de « Proxy : soins de santé ». Parce que la vie est tellement imprévisible, on devrait en discuter avec ses proches ce qu'il faut faire en cas d'urgence. Chacun doit déléguer quelqu'un de la famille le droit de prendre des décisions médicales avisées en sa faveur. Si pour une raison quelconque le malade n'a pu sécuriser les services d'un Proxy, il peut choisir le DNR/DNI « ne pas ressusciter, ne pas intuber ». Ceci peut être évoqué aussi par les membres de la famille. Dans certains cas l'on doit prendre en considération l'état général du patient, son diagnostic, son âge, le nombre de ses maladies, sa volonté, ses croyances, son niveau fonctionnel, son état mental, et le pronostic du médecin, quand ils ont à prendre une décision si délicate.

Dans le cas de JC, il est jeune, il n'a pas de maladies incurables, il n'a pas été trouvé inconscient pendant un temps. Le protocole habituel a été suivi puisque le patient, quand il était en pleine possession de ses facultés, n'avait pas donné de contre-indication. Les voies aériennes ont été épargnées et au moment propice il est retourné à son statut primordial.

Pour ce qui le concerne, les systèmes susceptibles d'être affectés sont: le système pulmonaire, le système immunitaire, le système hormonal, le système cardiaque, le système nerveux, les reins, le foie, le système urinaire, etc.

Cet exemple illustre le fait de l'interdépendance des systèmes. Chaque système, pris individuellement, doit être en mesure de donner son maximum, et de bien orchestrer sa partition et aussi coordonner ses actions avec les autres systèmes pour un résultat satisfaisant.

Les tests nécessaires comprennent : des analyses de sang standard pour vérifier ses électrolytes, pour vérifier l'anémie, la condition du fonctionnement du foie, des reins, du pancréas, le niveau d'oxygène dans le sang, des études radiographiques, l'échocardiographie, la capacité vitale et fonctionnement des poumons

Une fois le diagnostic établi, le mal peut être traité, le pronostic peut être aussi déterminé. Il est intéressant de trouver la cause, les facteurs de risque et la manière de réduire le risque d'un épisode similaire à l'avenir. Soyez prêt et méfiez-vous des complications possibles. S'il s'agit d'un cas de maladie incurable, le patient et les parents ont besoin de savoir à quoi s'attendre ? Comment le malade va écouler le reste de son existence et quel est le traitement palliatif, les médicaments contre la douleur, les alternatives de traitement, un deuxième avis, le niveau de soutien réclamé et comment l'obtenir, etc. ?

Donc, si vous ressentez un malaise qui commence avec quelques symptômes simples, vous ne devez pas l'ignorer, et attendre que le mal s'empire. Gardons à l'esprit que nous n'avons qu'une vie à vivre. Nous ne pouvons pas être immunisés contre tous les maux. Nous ferions mieux d'être prudents au lieu d'être désolés. Votre docteur, s'il est compétent et consciencieux, prendra son temps pour vous écouter, vous poser des questions appropriées, vous commander les tests nécessaires. Il est sage que le médecin soit celui qui vous dise si « oui ou non », c'est une condition est sérieuse ou bénigne. Ainsi, vous pourrez être en paix avec vous-même et ne pas avoir à vous soucier ou à vivre dans la peur et l'anxiété.

Donc, pour des maux de tête inhabituels, des vertiges, des jambes douloureuses et enflées, des maux de dents, des changements dans la vision ou l'ouïe, la difficulté à avaler, parler, uriner, respirer, marcher, se pencher, se déplacer, se tenir debout, se souvenir, ou face aux douleurs thoraciques, douleurs abdominales, douleurs dorsales, aux éruptions cutanées, maux de gorge, à la toux persistante, au malaise, à la fatigue, aux tremblements, et à des changements de poids involontaire, etc., il faut consulter un professionnel qualifié et fiable. C'est ainsi que nous pouvons différencier un simple rhume d'une pneumonie, une entorse musculaire d'une crise cardiaque ou des maladies gastriques ou pulmonaires, et savoir si nous souffrons de l'une de ces maladies telles : le diabète, l'hypertension, les maladies de la peau, les accidents vasculaires cérébraux, l'hépatite, les infections, le cancer, caillot de sang, de la démence, l'insomnie, le lupus, la névralgie, l'obésité, la cataracte, le glaucome, la dépression, la fibromyalgie, l'arthrite, etc., et aussi détecter certains cas d'hypocondrie.

Le cas de M. et Mme John

Voici un autre exemple hypothétique pour votre esprit curieux.

Vos voisins, M. et Mme John sont de braves gens paisibles, mariés depuis 7 ans. Vous les avez perdus de vue pendant quelques mois. Boum ! Un beau jour, alors que vous êtes avec vos enfants au dehors, les voilà qui reviennent du super marché. Vous en profitez pour un brin de causette. Entre temps les enfants s'amusent. Tout a l'air de bien se passer, quand brusquement, John interrompt la conversation pour dire : « aujourd'hui ramène l'anniversaire de ma femme. Elle a 35 ans. ». Madame fait semblant de sourire, mais tout à coup elle baissa la tête. Quelques larmes perlent sur son visage. Doucement et lentement, elle se détourne, s'excuse et entre chez elle. Son mari essaye de poursuivre la conversation pour quelques minutes, avant de s'excuser à son tour pour aller rejoindre sa femme. Que penser de ce fait ? Comment l'interpréter ?

Peut-être, elle ne veut pas que les gens connaissent son âge ? Peut-être cela lui rappelle un être cher. Il y a tout un monde de possibilités.

Par la suite il s'est avéré, que Madame John était un peu déprimée : pas encore d'enfants à 35 ans. Elle est préoccupée, car l'horloge avance rapidement. Toutes les tentatives ont été vaines pendant au moins sept ans pour avoir un enfant. Ce fait, en apparence banal, donne une idée de la complexité des situations humaines.

Nous avons ici de nombreux systèmes en cause notamment :

Le système reproducteur

Le système hormonal

Le système neurologique

Et même la psychologie.

Les activités sexuelles d'un couple au moment de la période d'ovulation de la femelle représentent une première étape dans un long processus de la reproduction. Puis, vient la possibilité de la fécondation, et ensuite le développement est activé.

Les neuf mois habituels de la grossesse sont chargés d'activités telles : la différenciation cellulaire, la formation de l'embryon, le développement des organes principaux, le stade fœtal, la détermination du sexe, le développement des os, des mouvements fœtaux, la croissance, la maturation des systèmes circulatoire et respiratoire, l'acquisition de l'immunité temporaire de la mère, et. Pour qu'il y ait fécondation les deux conditions importantes sont les suivantes : le sperme doit être en bonne santé et l'ovulation doit se produire. S'il y a un problème quelconque chez l'homme ou la femme, la fertilité est entravée.

Les causes de l'infertilité

Elles peuvent être au niveau anatomique (testicules, le nombre des spermatozoïdes et leur motilité), ou dues aux problèmes du système de reproduction féminin ou masculin), problèmes d'ovaires et des trompes de Fallope, problèmes du cycle menstruel, physiologiques, hormonaux, ou secondaire à des infections, (maladies sexuellement transmissibles).

Le diagnostic et le traitement nécessitent une visite chez le médecin de famille qui réfèrera le couple patient aux soins d'un spécialiste en obstétrique-gynécologie qui lui même à son tour la réfèrera à un spécialiste en « fertilité ». Au cours de ces étapes, le rôle du médecin est de faire les tests nécessaires pour identifier les causes traitables. Sur les progrès de la technologie, beaucoup de problèmes d'infertilité sont résolus. Plusieurs variables peuvent être aussi en cause telles : l'alimentation, les activités, les antécédents familiaux, les habitudes, et le niveau de stress, etc. Mais si Mme John souffre de dépression —dont les signes comprennent : l'insomnie, le changement de poids et d'appétit, le manque d'énergie, les malaises, la fatigue, la difficulté à se concentrer, à se décider…— elle doit voir un psychiatre qualifié qui peut l'aider à s'en sortir.

Notre santé en vertu des deux exemples que nous venons de considérer reste et demeure une affaire sérieuse et complexe qui nécessite une approche éclairée ainsi qu'un bon état d'esprit.

Comme vous pouvez le réaliser, les problèmes de santé sont au cœur de l'actualité, il suffit de suivre les bulletins de nouvelles quotidiennes. La population mondiale est affectée non seulement par des catastrophes naturelles, mais aussi par divers types de maladies qui sont réparties en les maladies transmissibles (MT) et les maladies non transmissibles (MNT). Les maladies non transmissibles comprennent les maladies comme les crises cardiaques, les cancers, les accidents vasculaires cérébraux, le diabète et les maladies respiratoires chroniques. Selon les données des Nations Unies, les maladies non transmissibles (MNT) comptent pour plus de 3/5 des décès dans le monde d'aujourd'hui. Chaque année, 9 millions de personnes âgées de moins de 60 ans décèdent de maladies non transmissibles. Nous ne pouvons pas donner une liste exhaustive des maladies de notre civilisation ; nous considérons les plus importantes :

Aperçu des Maladies

A.) **Les maladies cardiovasculaires** : Il y a un nombre considérable de conditions qui affectent les structures cardiaques et / ou ses fonctions. Ils comprennent la maladie de l'artère coronaire ; les battements anormaux du cœur (arythmie), les maladies cardiaques congénitales, les maladies du péricarde, les maladies du muscle cardiaque (cardiomyopathie), l'insuffisance cardiaque, la maladie des valvules cardiaques, etc.

En général, les maladies cardio-vasculaires comprennent les maladies qui affectent le cœur et les vaisseaux sanguins. Elles sont au nombre des causes de décès dans le monde. Trente pour cent de tous les décès dans le monde sont attribuables aux accidents vasculaires cérébraux et les maladies cardiaques. Aux États-Unis, près de 1 millions de personnes meurent chaque année en raison des maladies cardiaques. Le traitement des maladies du cœur coûte près de 300 milliards de dollars chaque année. En ajoutant les attaques cérébrales aux maladies coronaires, six millions de personnes sont hospitalisées chaque année, et près de 10 millions sont des cas chroniques. Ce sont les principales causes de mortalité en Amérique.

Causes :

Habituellement, les vaisseaux sanguins sont lisses, élastiques et non obstrués permettant une circulation sanguine fluide. Mais avec l'âge et en tenant compte de notre mode de vie trépidant, des habitudes alimentaires non équilibrées, des antécédents médicaux, et des facteurs de perturbation de l'environnement, ces vaisseaux élastiques et lisses ont tendance à devenir rigides, collants et étroits. Cela rend la circulation du sang difficile. Le cœur ne reçoit donc pas assez de sang oxygéné alors qu'il continue à faire des efforts de plus en plus grand en vue de trouver suffisamment de nutriments pour répondre aux exigences de l'organisme. L'accumulation des plaques formées de corps gras qui affectent l'élasticité des artères au niveau de leur paroi et causant leur durcissement est appelée l'athérosclérose. Si l'accumulation des plaques se poursuit, elle peut obstruer les vaisseaux partiellement ou totalement provoquant une ischémie (apport d'oxygène insuffisant pour une région du cœur en raison de l'obstruction du flux sanguin vers le cœur), une crise cardiaque ou une attaque cérébrale.

Symptômes :

Douleur thoracique (angine de poitrine) (oppression thoracique, inconfort, lourdeur, brûlures d'estomac, la sensation que quelqu'un est assis sur sa poitrine, l'indigestion…), un malaise généralisé et de la faiblesse, la difficulté à respirer, des nausées / vomissements, des étourdissements, des évanouissements, toux / bâiller / urination et défécation. Les symptômes peuvent durer de quelques minutes à plusieurs heures

D'autres signes incluent : les palpitations (battements rapides du cœur), la transpiration, tachycardie (accélération anormale du rythme cardiaque), des changements de la pression artérielle, une faible fièvre, murmure du cœur…

Les facteurs de risque : Les facteurs de risque sont de 2 sortes :

Les facteurs de risque non modifiables signifient des risques que nous ne pouvons pas changer. Ils comprennent l'âge : avec le vieillissement, il y a un risque accru de maladies cardiaques, l'histoire familiale, le sexe : les hommes ont tendance à avoir un risque plus élevé, mais après la ménopause les hommes et les femmes partagent plus ou moins les mêmes risques.

Les facteurs de risque modifiables sont ceux que nous pouvons modifier. Ils comprennent : l'hypertension, l'hypercholestérolémie, le tabagisme, le diabète, l'obésité, la sédentarité, le stress, les contraceptifs oraux, une mauvaise nutrition, la situation géographique (pollution de l'environnement, le stress et les habitudes de vie), une mauvaise hygiène, et l'abus de drogues, etc.

Pour une affection cardiaque les étapes du diagnostic sont les suivantes :

La radiographie de la poitrine,

Les examens sanguins de base,

L'Électrocardiogramme (ECG)

L'Échocardiogramme,

L'étude du Doppler carotidien pour évaluer le niveau du flot sanguin qui va dans le cerveau,

La cardiologie nucléaire pour étudier la perfusion et la viabilité des muscles du cœur,

Le cathétérisme cardiaque pour évaluer l'apport sanguin et dépister toute anomalie ou obstruction des vaisseaux,

Le Holter moniteur, une petite machine portative pour enregistrer les rythmes cardiaques généralement pendant 24 heures.

La tomodensitométrie, technique employée pour avoir des données sur les structures anatomiques du cœur et leur condition.

Le spécialiste peut recommander d'autres tests qui s'avèrent nécessaires suivant votre condition.

Traitement :

Une fois que quelqu'un commence à ressentir une gêne thoracique, de l'essoufflement, des étourdissements, ou d'autres symptômes similaires, il y a lieu d'administrer des soins médicaux d'urgence avant qu'il ne soit trop tard. Que le médecin qualifié fasse une évaluation et prenne une décision relative au degré de gravité du cas. Le plus tôt est le meilleur. Le traitement des maladies cardio-vasculaires consiste à prendre en compte les symptômes, et les facteurs de risque modifiables. Il est recommandé d'arrêter de fumer, d'adopter un régime de faible teneur en matière grasse, en sel, en calories et à haute valeur nutritive. Il faut aussi maintenir le poids dans la fourchette normale, faire de l'exercice quotidien conformément à l'avis du médecin traitant, prendre ses médicaments tels qu'ils sont prescrits par le cardiologue qualifié.

Le cardiologue peut recommander les procédures médicales telles que la version cardio, l'ablation, stimulateurs cardiaques ou défibrillateurs implantables cardioverteur (DCI), ou une intervention chirurgicale comme la pose du stent, ou un pontage coronarien, la réparation des valves, ou même une transplantation cardiaque. Vous devez faire un suivi avec votre médecin privé et l'informer de tous vos médicaments prescrits, y compris les suppléments alimentaires et les remèdes à base de plantes.

Votre condition exigera peut-être que vous participiez à des sessions de réadaptation cardiaque, des groupes de soutien et le maintien définitif d'un suivi médical.

B.) **Le Cancer** : Notre corps produit constamment une énorme quantité de nouvelles cellules par jour. Des millions d'entre elles - par le biais des facteurs oncogènes - se transforment en cellules cancéreuses. Si notre système immunitaire est assez fort pour détruire un bon nombre d'entre elles, certaines arrivent à s'échapper pour devenir dormantes et / ou profiter de certaines circonstances, les agents, les virus, les hormones, l'inflammation, les déchets toxiques, les produits chimiques, la radioactivité, ou de tout autre facteur cancérogène, ou une simple erreur pendant la division cellulaire, et commencent à se multiplier de façon incontrôlée jusqu'à s'infiltrer et détruire les tissus sains. Il s'agit d'une tumeur maligne, ou un cancer qui est le résultat de mutations de l'ADN (changements) au sein des cellules. Si l'ADN à l'intérieur des cellules fournit des instructions erronées, des mutations de l'ADN non contrôlées peuvent se produire et fournir un milieu idéal pour le développement du cancer.

Il y a divers types de cancer qui peuvent affecter les hommes, les femmes et les enfants. Le cancer figure parmi les principales causes de décès dans le monde. Aux États-Unis, bien que le nombre de cancers ait tendance à diminuer, et avec l'amélioration des méthodes de traitement, cependant plus d'un million de personnes sont diagnostiquées avec le cancer chaque année.

L'extension du cancer : Une fois que les cellules anormales commencent par se multiplier de façon anarchique, en général, elles atteindront un nombre total de cellules anormales qui ne peuvent plus se cacher, se taire ou vous laisser asymptomatique. Elles commencent à envahir l'organisme.

1. *la phase locale* : cette phase signifie que les cellules cancéreuses se multiplient, remplacent les cellules normales du tissu concerné ; la masse, les taupes sont

visibles, les ulcères deviennent difficiles à guérir, ils démangent, ils gonflent, ils montrent la décoloration et des changements, ainsi que divers autres signes en fonction de leur type, de leur localisation au niveau des tissus, des organes à proximité des nerfs et des vaisseaux sanguins.

2. *la phase régionale* : La tumeur primaire ne cesse de croître et commence à envahir le système lymphatique provoquant un blocage, un gonflement et rend le patient plus conscient de l'état et plus symptomatique.

3. *la diffusion de phase* : phase métastatique du cancer : A travers les vaisseaux sanguins, le système lymphatique, et dans diverses cavités de multiples foyers métastatiques s'établissent. La tumeur atteint la phase métastatique où elle se propage dans tout l'organisme.

Les signes et symptômes : basé sur l'emplacement, le type et le taux de croissance de la tumeur, Elle peut montrer des signes et des symptômes divers qui ne sont pas nécessairement représentatifs ou spécifiques pour le cancer. Ils comprennent ce qui suit: les changements de poids, des changements dans l'appétit, le changement de fonction intestinale et vésicale, la toux persistante , la fièvre et les frissons, le malaise et la fatigue, la difficulté à avaler, la difficulté de parler (enrouement), la difficulté à respirer, le gonflement, les maux et douleurs, des inflammations dans le cou, la poitrine, sous le bras, des saignements vaginaux après la ménopause, après la relation sexuelle, le crachement de sang, la douleur, l'infection persistante, les décharges, etc. (Rappelez-vous que si vous avez un de ces signes, cela ne signifie pas nécessairement un cas alarmant. L'essentiel est de consulter votre médecin)

Facteurs de risque :

L'âge et le sexe : Au cours de la vieillesse les risques de développer un certain type de cancer est plus élevée. Certains cancers sont plus importants chez les hommes, d'autres sont plus fréquents chez les femmes

Le milieu de vie, les types de profession, l'augmentation de l'exposition à certains éléments, matériaux, rayonnements, produits chimiques toxiques qui peuvent prédisposer au ou provoquer le cancer

La génétique, l'histoire de la famille, les habitudes familiales et l'état du corps qui peuvent être propices à des mutations

L'état général de la santé : l'alimentation, le mode de vie, les hormones, l'obésité, les habitudes, les comportements, le boire et le fumer, les différents changements, et les plaies non cicatrisées…

Classification du cancer : Le cancer est classé selon son niveau de gravité, son ampleur, sa taille et la présence ou l'absence de métastases. L'étape permet de déterminer le type et la quantité de traitement nécessaire. Le niveau est habituellement donné par des numéros I, II, III et

IV. L'évaluation et la classification de certains cancers se font à partir de lettres alphabétiques ou même de mots.

Diagnostic du cancer : Le mot cancer reste très effrayant. Une fois énoncé, l'existence du sujet diagnostiqué bascule. Cependant, tous les cancers ne sont pas les mêmes. En outre, en raison du dépistage du cancer, de meilleures techniques pour le diagnostic et l'amélioration du traitement, le taux de survie pour de nombreux types de cancer s'est considérablement amélioré dans les dernières décennies et davantage de progrès est prévu pour la nouvelle génération.

Théoriquement, en médecine, chaque personne qui meurt d'une maladie non soignée à temps est une personne qu'on aurait dû guérir. Le courage de réclamer un diagnostic et la détection précoce restent les piliers pour la bonne gestion de la maladie. Une fois que quelqu'un commence à éprouver certains signes et symptômes, il est toujours sage de consulter son médecin qui devra prendre les mesures suivantes:

1.   Réviser les antécédents médicaux des membres de la famille de la personne affectée, s'informer de leur occupation et les habitudes et écouter les plaintes

2.   Procéder à un examen approfondi

3.   Penser aux examens de laboratoire et aux tests (sang et urine) de dépistage, des radiographies, scanner, ou IRM, échographie, échocardiographie, scintigraphie

osseuse, l'endoscopie, la colonoscopie, etc., sur la base de plaintes, les constatations et la suspicion.

4. Faire une biopsie dans lequel un échantillon est prélevé à partir duquel la lésion est envoyée au laboratoire pour l'étude spéciale en vue d'identifier les cas de pathologies éventuelles.

5. La période d'attente : en général elle semble durer une éternité. C'est pourquoi tout médecin responsable doit informer les gens concernés d'une façon ou d'une autre des résultats une fois disponibles. Au cours de cette période d'attente, vous devez faire attention à ne pas désespérer, mais faire preuve de diligence en prenant soin de vous-même, en restant en contact avec les membres de la famille et les amis et en s'appuyant sur autant de soutien que possible.

À la fin du processus de diagnostic, vous devez savoir si oui ou non il s'agit d'un cancer, son type, la taille, avec ou sans métastases, et le traitement approprié à utiliser.

Traitement : une fois le diagnostic établi, le médecin de famille donnera la prééminence au spécialiste qui peut vous exposer les alternatifs à votre cancer : (oncologue, radio-oncologue ou hématologue). La modalité de traitement varie selon le type, le stade et la localisation de la tumeur. Basé sur le protocole de votre traitement, il peut inclure :

Une intervention chirurgicale pour enlever une partie ou tout le cancer (ex : cancer du sein : mastectomie),

Puis les médicaments de chimiothérapie, ou la radiothérapie ou les deux sont utilisées pour tuer les cellules cancéreuses, *ou le traitement hormonal*, etc. Le protocole de traitement est individualisé ; il est basé sur le diagnostic et le pronostic.

Les complications du traitement : le traitement prévu peut avoir des complications telles des vertiges, des nausées, des vomissements, une faiblesse accrue, un état mental altéré, des maux de tête, des évanouissements, des difficultés à respirer ou à manger, un affaiblissement du système immunitaire, vous rendant plus sensibles à certaines infections, etc. Comme ils se produisent, le médecin doit le savoir afin qu'il puisse adapter ses recommandations ou régler le dosage en pensant le risque et le bénéfice.

Certains effets secondaires sont également fréquents, y compris la nausée, les vomissements, la chutes de cheveux, la diarrhée ou la constipation et, etc.

Gardez à l'esprit que, malheureusement, le cancer peut se propager ou revenir, ou vous pouvez en être complètement débarrassé. N'oubliez pas le rôle du psychique sur le physique.

Prévention / alimentation : Plusieurs facteurs sont associés à un risque accru de cancer. Il est utile de prendre une vision proactive pour répondre à des affections évitables et les habitudes qui peuvent faciliter ou une condition préalable à un cancer. Il est recommandé de s'attaquer aux facteurs que nous pouvons changer :

Arrêter de fumer

Garder le poids au sein de l'indice de masse corporelle normale

Consommer une alimentation saine avec des fruits, des légumes, des fibres, des haricots, et éviter le sucre et l'augmentation de la consommation du sel.

Éviter les produits d'origine animale.

Réduire au minimum la consommation d'alcool et d'huile végétale

Mener une vie active avec l'exercice quotidien

Contrôler son exposition au soleil, ou aux éléments cancérigènes

Consulter son médecin régulièrement, et rester informé

Réviser ses habitudes, cultiver une attitude positive et envisager la spiritualité.

Penser à utiliser une multivitamine, des antioxydants

C.) **Accident Vasculaire Cérébral** : Selon l'Organisation Mondiale de la Santé, un accident vasculaire cérébral est défini comme un « signe clinique ou des troubles de la fonction cérébrale focale d'origine vasculaire présumée qui apparaît soudainement et peut durer de plus de 24 heures ». En d'autres termes, il s'agit d'une interruption soudaine, d'une interruption du flux sanguin dans le cerveau affectant une zone du cerveau et causant des signes physiques. Le déficit dure plus de 24 heures. Ces symptômes laissent souvent des séquelles physiques, psychosociales ou cognitives durables. L'AVC est actuellement l'une des causes principales de décès et d'invalidité chez les adultes aux États-Unis, et la deuxième cause de décès dans le monde. Il y a près de 800.000 nouveaux AVC chaque année. Près de 3% de la population adulte des États-Unis ont eu un accident vasculaire cérébral. Il est la principale cause d'invalidité et son coût annuel est sur le point d'atteindre près de 80 milliards de dollars. Les autres noms utilisés pour identifier ce mal sont : accident vasculaire cérébral (AVC), l'attaque cérébrale, et l'ischémie cérébrale. Il comporte un groupe hétérogène de maladies.

Le sang atteint le cerveau à travers les circulations antérieures et postérieures. Le vaisseau principal antérieur est appelé l'artère carotide interne. Elle est celle qui s'étend sur chaque côté du cou et elle alimente principalement la partie antérieure du cerveau (les lobes frontaux, les lobes pariétaux, la plupart des lobes temporaux, les noyaux gris centraux et la capsule interne). La partie arrière du cerveau —le lobe occipital, le tronc cérébral, le thalamus, le mesial et le reste des lobes temporaux— est irriguée par les artères vertébrales et le tronc artériel basilaire. Selon la partie du cerveau qui est affectée lors de l'accident cérébral, le patient peut présenter des symptômes différents.

Donc, pour cause d'interruption ou d'occlusion de la circulation sanguine vers le cerveau, le tissu cérébral ne reçoit pas le taux prévu d'oxygène et de nutriments. Peu de temps après, les cellules du cerveau (les neurones) commencent à mourir. Bien que les symptômes soient les mêmes, en fonction de la durée du déficit noté, on fait une différence de diagnostic. Si ces symptômes durent quelques minutes ou sont complètement résolus dans les premières 24 heures, ils sont appelés des accidents ischémiques transitoires (AIT) et nécessitent une attention urgente, car ils sont des signes précurseurs d'un éventuel accident vasculaire cérébral à venir avec des déficits durables, sévères causant la mort ou l'invalidité.

Causes : Les accidents cérébraux révèlent une perturbation de la circulation sanguine dans le cerveau causant l'ischémie, soit (caillot) ou une hémorragie (saignement) à l'intérieur ou autour du cerveau. L'accident vasculaire cérébral peut être dû à l'occlusion des grands ou petits vaisseaux du cœur, un caillot de sang au niveau du cœur, ou des maladies des vaisseaux sanguins tels que la sténose de l'artère carotide interne (rétrécissement anormal du vaisseau), ou athérosclérose de l'artère vertébro-basilaire. Une fois qu'il ya un déficit dans le flux sanguin vers le cerveau, les cellules qui sont affectées dans le cerveau commencent à mourir en quelques minutes. L'accident vasculaire cérébral est une situation d'urgence et nécessite une action diligente afin de réduire l'étendue des dégâts au niveau des cellules du cerveau causant la mort focale des cellules qui se traduit par un déficit physique qui peut être permanent.

Classification : La majorité des accidents vasculaires cérébraux ischémiques sont dus à l'obstruction, la constriction des vaisseaux sanguins : un caillot. Certains accidents vasculaires peuvent être d'ordre hémorragique et sont dus à une rupture d'anévrisme, une malformation artério-veineuse ou causés par une rupture vasculaire a cause de l'hypertension, ou autres causes pathologiques dans la population âgée. Notons, tout le monde jure de ne pas avoir d'accident cérébral jusqu'à ce qu'il arrive. La réalité, on peut l'éviter.

Les signes et symptômes : Les symptômes révélateurs d'un AVC comprennent:

Une faiblesse ou un engourdissement unilatéral

Difficulté ou incapacité de parler ou de comprendre

Démêlés avec la vision

Torsion du visage

Maux de tête / étourdissements

Perte d'équilibre

Difficulté à marcher

Donc, si vous ou quelqu'un auprès de vous développe l'incapacité soudaine de parler, de sourire, d'avaler, de garder sa langue de façon appropriée, ou un engourdissement ou une faiblesse de la face, du bras, de la jambe d'un côté, la difficulté à voir avec l'un ou les deux yeux, la difficulté à marcher, ou le développement des céphalées graves ou la confusion, ou d'autres anomalies brusques, sans atermoiement il faut chercher l'aide appropriée parce que « **chaque minute compte** ».

Complications : Suivant la localisation et l'étendue des accidents vasculaires cérébraux, d'autres complications peuvent se développer. Elles comprennent une paralysie durable d'un coté, de l'incapacité de parler, d'avaler, de voir, la difficulté à respirer, une raideur des membres, des douleurs et des engourdissements, des troubles cognitifs avec une mauvaise mémoire, la concentration limitée et des changements de l'état mental.

Les facteurs de risque : Les facteurs de risque d'accident vasculaire cérébral peuvent être classés en 2 groupes :

Le premier groupe comprend : l'âge, le sexe, les antécédents familiaux, l'hérédité, la race, les attaques précédentes. Ceux-ci sont appelés facteurs de risque non modifiables parce que la personne ne peut pas faire grand-chose à leur sujet.

Le deuxième groupe comprend des facteurs de risque modifiables qui doivent être pris en compte par chacun de nous. Ils comprennent : l'hypertension, le diabète, les maladies cardiovasculaires, le tabagisme, l'alcool, l'abus de drogues, le taux de cholestérol élevé, une mauvaise alimentation, l'obésité, le style de vie sédentaire, les contraceptifs oraux, l'hypercoagulabilité (une tendance accrue à développer anormalement la coagulation du sang), les symptômes de l'artère carotide, une maladie vasculaire périphérique.

Certains autres facteurs de risque doivent également être pris en considération, l'histoire de la migraine, l'infection, l'emplacement géographique, l'attitude et le type de personnalité, le stress, les troubles sanguins.

Diagnostic : Le diagnostic rapide et correct pour l'accident cérébral est crucial car il y a certaines conditions où la façon de gérer le temps fait la différence pour une intervention réussie. La première étape est d'obtenir l'histoire appropriée, établir le déficit qui est décrit et la détermination du temps imparti. Puis l'évaluation qui comprend l'évaluation du système cardio-vasculaire, bruits de la carotide, l'inspection des signes de maladie vasculaire périphérique. L'examen neurologique se concentre sur la détermination de la mesure du déficit et les signes qui lui sont associés, y compris des changements subtils et cela dans les meilleurs délais.

L'apport du personnel médical pour obtenir certains tests de base tels que le test sanguin, ECG, tomodensitométrie cérébrale, etc., est vital. Selon les minutes chronométrées et le résultat des tests préliminaires, la décision peut être prise pour le traitement thrombotique de cette phase **aiguë** de l'accident ischémique cérébral (AIC) en utilisant une substance spéciale « Activateur tissulaire du Plasminogène » (tPA) pour détruire le caillot sanguin qui obstrue l'artère cérébrale, ou opter pour un traitement plus conservateur. L'essentiel est de chercher de l'aide rapidement.

Traitement : Les phases du traitement commencent après le résultat du travail initial y compris : des études de laboratoire de base, l'électrocardiogramme, les analyses initiales, la tomodensitométrie de la tête (cat scan) dès que possible.

Une fois les résultats préliminaires obtenus, si le cas a été pris à temps, vous pouvez être un candidat pour recevoir le thrombolytique appelé TPA (activateur tissulaire du plasminogène), qui est une injection faite pour inverser l'impact de l'accident cérébral. Son usage suit un Protocol très strict à partir du moment où vous avez les symptômes et les tests préliminaires. Une telle injection ne peut être administrée en cas de saignement dans le cerveau ou d'intervention chirurgicale récente.

Certains hôpitaux peuvent effectuer l'élimination du caillot de façon mécanique où un petit appareil est introduit dans l'endroit affecté dans le cerveau pour retirer le caillot.

Si vous avez une rupture d'anévrisme, il peut être réparé, une malformation peut être corrigée.

Puis la poursuite des soins : le profil du taux de cholestérol, des conditions sanguines, l'IRM /l'ARM du cerveau et des vaisseaux sanguins, l'échocardiogramme, et l'étude de la carotide Doppler sont à considérer suivant le cas. L'échocardiographie transœsophagienne (ETO), l'échocardiographie transthoracique (ETT), moniteurs Holter, etc. Tout cela est basé sur les informations fournies, le temps et les conditions du patient, la suspicion, la présentation et le développement.

Ensuite, les facteurs traitables doivent être adressés. L'approche à long terme est la suivante: avoir une alimentation saine, mener une vie aussi active que possible, adresser les conditions sous-jacentes, considérer la physiothérapie, et prescrire l'aspirine ou l'Aggrenox, ou d'autres médicaments suivant les indications cliniques. Une fois la condition stabilisée, il faut penser à référer le patient chez certains spécialistes pour la médecine physique et la réadaptation, les conditions vasculaires et d'autres spécialistes suivant les besoins. Le traitement dépend aussi du type d'accident vasculaire cérébral.

Dans l'ensemble, les objectifs du traitement sont les suivants :

1— prévenir d'autres accidents vasculaires cérébraux

2— investiguer et cibler les causes sous-jacentes

3— modifier son style de vie, les habitudes et le régime alimentaire,

4— fournir un traitement pharmacologique ou une intervention chirurgicale au besoin

5— consulter la réhabilitation pour la thérapie physique.

Prévention : La prévention d'un AVC se fait de 3 manières :

a.) Le contrôle des facteurs de risque modifiables: contrôler l'hypertension et le diabète, lutter contre les maladies des artères coronaires, prendre des mesures pour perdre du poids, lutter contre l'obésité, faire de l'exercice suivant les recommandations des médecins… inverser la tendance à la vie sédentaire, diminuer la quantité de cholestérol et les graisses saturées dans l'alimentation quotidienne, et cesser de fumer ou tout usage de drogues ou d'alcool …

b.) Le traitement pharmacologique: l'utilisation de médicaments pour réduire le risque et apporter certaines conditions sous contrôle

c.) L'intervention chirurgicale pour des conditions qui ne peuvent pas répondre à un traitement conventionnel, mais demandent la réparation chirurgicale ou l'élimination comme un anévrisme, une malformation vasculaire, et un hématome après un traumatisme…

D.) **L'hypertension artérielle** : Il est entendu que si nous vivons assez longtemps, la quasi-totalité d'entre nous connaîtra l'hypertension artérielle (HTA).

L'hypertension est le résultat du niveau de la résistance offerte par les parois artérielles par rapport au niveau du flux de sang pompé par le cœur. Comme le sang envoyé par le cœur circule à travers les vaisseaux sanguins, plus ces derniers sont étroits, plus forte devient la résistance qu'ils offrent. Le niveau de la pression sanguine s'en trouve affecté. La pression artérielle dépend de la quantité de sang pompée dans les vaisseaux et le niveau de rétrécissement de ces vaisseaux.

Des millions de personnes aux États-Unis développent l'hypertension artérielle chaque année. La prévalence augmente avec l'âge pour les deux sexes. Des conditions telles que l'obésité, le style de vie sédentaire, les types de régime alimentaire, le niveau de stress et de l'héritage familial jouent également un rôle dans la pression artérielle.

La pression artérielle est mesurée à l'aide d'un sphygmomanomètre - un brassard gonflable avec une mesure de pression pour concevoir, enregistrer deux numéros. Le numéro le plus élevé (le premier son) signale la pression des artères lorsque le cœur bat (*pression systolique*). Puis, tandis que le brassard dégonfle lentement, attendez d'entendre le dernier son pendant la diminution du nombre en mesurant la pression des artères entre les battements (*pression diastolique*). Elle est habituellement prise dans le bras gauche dans une position assise. L'individu ne doit ni fumer et ni ingérer de d'alcool au cours des 30 dernières minutes : la nicotine, l'alcool, un repas copieux peuvent affecter le résultat obtenu. La taille du brassard doit être adaptée. La mesure de la pression artérielle doit être effectuée dans les deux bras, en particulier pour la première fois.

Classement des résultats de la pression

Sur la base des résultats obtenus, le classement est comme suit :

Une tension artérielle normale lorsque les numéros enregistrés sont inférieurs à 120/80. De nombreux médecins préfèrent un 115/75 mm Hg (millimètres de mercure).

Le patient est pré-hypertenseur si la pression artérielle se situe entre 120/80 mm Hg et 139/89mmHg. (Systolique 120-139, diastolique (80-89). C'est un signe d'avertissement indiquant un tel patient et le médecin à prendre des mesures dans l'alimentation, le poids et les changements de style de vie pour améliorer la condition. Sinon, la pré-hypertension deviendra hypertension.

Puis l'hypertension à part entière est signalée par une pression artérielle de 140/90 et au-dessus.

Le personnel infirmier et médical classe les niveaux de pression artérielle élevée en stades 1 et 2:

Le premier stade : l'hypertension comprend une pression artérielle entre les 140/90 et 159/99 mm Hg.

(Systolique de 140 à 159 et une diastolique de 90 à 99 mm Hg)

Le deuxième stade : l'hypertension indique un état très grave de la pression artérielle qui affiche 160/100 mm Hg et plus.

Avant de diagnostiquer quelqu'un avec une pression artérielle élevée, il faut vérifier la pression plus d'une fois et il faut plus d'une seule visite.

Causes : comme indiqué précédemment, la pression artérielle est générée par la contraction cardiaque lors de l'éjection provoquant sa pression maximale, c'est la pression systolique, et alors le cœur se détend, la mesure de la pression diastolique. Donc, la pression dépend de la relation entre « le débit cardiaque et la résistance vasculaire systémique »(ce que le cœur est capable de distribuer et la résistance qu'elle rencontre).

Ainsi, la pression artérielle est affectée par certains facteurs clés qui impliquent la connexion du tronc cérébral (récepteur bar cardiaque), les reins (rénine-angiogenèse système) et le volume du liquide extracellulaire, ainsi que d'autres facteurs tels que le système nerveux sympathique, certaines hormones, et d'autres facteurs réglementaires locaux.

L'exploration complète d'un tel mécanisme est au-delà de la portée de ce livre. Laissez-nous simplement faire remarquer que la pression artérielle est divisée en 2 types :

L'hypertension essentielle qui signifie qu'il n'ya pas de cause spécifique identifiable pour la pression artérielle.

L'hypertension secondaire, ce qui indique qu'il ya des raisons sous-jacentes qui causent la pression artérielle. Ces raisons peuvent inclure certains médicaments, les maladies rénales, de la glande surrénale (assis sur le dessus du rein) la pathologie, un problème de l'aorte, un problème congénital, la maladie des vaisseaux sanguins, le cas d'alcoolisme chronique, etc.

Les signes et symptômes : Comme on dit souvent, l'hypertension est un tueur silencieux. Il y a eu de nombreux cas où le patient hypertendu ne présente aucun symptôme pendant des semaines, des mois voire des années. C'est pourquoi il est recommandé aux patients de consulter leur médecin sur une base régulière pour s'assurer que toute fluctuation des chiffres de la pression artérielle est découverte à temps. Sinon, elle peut n'être diagnostiquée que lorsque le patient se présente avec des problèmes de santé graves.

Complications : S'il n'est pas diagnostiqué à temps, il n'est pas rare de voir des cas de complications se manifester chez le patient. Les principales complications comprennent la maladie coronarienne, l'accident vasculaire cérébral, l'hémorragie, la rétinopathie, la néphropathie, une maladie vasculaire périphérique ;

Au niveau du cœur, certaines maladies comme : l'hypertrophie ventriculaire (le cœur devient gros et dur), ce qui rend le pompage du sang plus difficile, l'insuffisance cardiaque congestive, le cœur ne parvient pas à pomper correctement le sang entraînant une accumulation de liquide à son niveau, ce qui peut provoquer des difficultés respiratoires, les jambes enflées, peut aussi entraîner des douleurs à la poitrine voire une crise cardiaque.

Au niveau du cerveau et de l'état cérébral : la pression artérielle non contrôlée peut provoquer une rupture des vaisseaux sanguins avec un saignement dans le cerveau ou dans les yeux (hémorragie, accident vasculaire cérébral ou attaques cérébrales transitoires, ou troubles de la mémoire.

Au niveau des reins : l'hypertension artérielle non contrôlée peut affecter les vaisseaux du rein provoquant une circulation limitée, l'obstruction et même l'insuffisance rénale.

Au niveau des vaisseaux sanguins : la pression artérielle élevée peut favoriser l'accumulation de plaques, des dépôts gras à l'intérieur des vaisseaux sanguins. C'est ce qu'on appelle l'artériosclérose. L'hypertension peut affecter la cuve principale dans le système, l'aorte et provoquer jusqu'à sa rupture. C'est ce qu'on appelle : la dissection aortique, ou plaques dégénératives diffuses.

Diagnostic : Le diagnostic se fait habituellement après plusieurs visites tout en gardant un journal des chiffres obtenus à chaque visite. Sur la base des valeurs enregistrées, et après avoir pris une histoire complète, y compris la liste des médicaments prescrits et non prescrits, le médecin passera en revue le diagnostic quant à savoir si l'individu est pré hypertendu, ou hypertendu.

Les facteurs de risque : Quant aux risques, il y a de nombreux facteurs qui peuvent contribuer à une condition hypertensive. Ce sont : l'âge, la race, les antécédents familiaux, l'utilisation du sel, le tabac, la consommation de graisses et d'alcool, d'autres conditions médicales telles que la maladie rénale chronique, les troubles de la thyroïde ou des glandes surrénales, la génétique, l'obésité, le style de vie sédentaire, le niveau de stress et sa gestion, l'environnement et l'attitude.

Traitement : Le traitement de l'hypertension est considéré comme engagé qu'après que la condition hypertensive a été acceptée et confirmée. Le but est simple : mettre la pression artérielle dans la plage normale pour éviter d'autres complications.

    a.) *La démarche non pharmacologique à la condition*, consiste en des changements de style de vie: l'alimentation des fruits, des légumes, faible en gras, faible en calories, les grains entiers, l'exercice, la réduction du poids, la restriction de sodium, la modération ou l'arrêt complet de la consommation d'alcool, ne pas fumer, la gestion du stress, le développement des techniques cognitives et comportementales, vérifier la pression artérielle à la maison tout en gardant un dossier et en informant le professionnel de la santé régulièrement, etc. Alors qu'on poursuit la phase non-pharmacologique, le patient doit être suivi régulièrement et sa pression artérielle étroitement surveillée.

b.) *Approche pharmacologique* —Il peut arriver un moment où le médecin doit prescrire certains médicaments pour amener la pression artérielle sous contrôle. Le(s) médicament (s) choisi(s) dépendra (ont) du niveau de la pression et si oui ou non vous avez d'autres conditions médicales qui doivent être prises en considération. Gardez à l'esprit, il y a une grande variété de médicaments. Donc, si pour certaines raisons, vous ne pouvez pas tolérer un médicament donné, dites le au médecin. Il va certainement vous trouver un autre qui peut faire le travail. Le traitement est basé en fonction du risque, la conformité et les réponses. Le médecin peut aller en monothérapie (un médicament) ou des combinaisons de médicaments, en fonction de vos besoins et de votre état général et les réponses obtenues

Prévention :

Elle englobe la réduction du poids, garder l'indice de masse corporelle à 25.

L'exercice physique comme la marche, le vélo, le jardinage, la pratique de certains sports pendant au moins 30 minutes 5 fois par semaine régulièrement.

Adopter un régime alimentaire de fruits, de légumes, les légumineuses, le poisson, à faible teneur en sodium, éviter les matières grasses.

Boire beaucoup d'eau, de l'alcool très rarement voire pas du tout, ne pas fumer.

Passer 6-8 heures de temps à dormir.

Visiter le bureau du médecin comme prévu et se conformer aux recommandations.

Avoir une attitude positive.

Ne pas négliger sa spiritualité

E.) **Diabète :**

Le diabète est un trouble médical qui se caractérise par un niveau élevé de glucose dans le sang, ou des défauts dans la production de l'insuline ou de son action. Mais généralement, il est médicalement interprété comme une maladie commune dans laquelle il y a une quantité excessive de glucose (sucre) dans le sang (hyperglycémie). Le sucre est la principale source d'énergie pour le cerveau et aide au fonctionnement des tissus et des muscles du corps. Évidemment, il joue un rôle important dans notre vie. Toutefois quand il y a un surplus de sucre dans notre système, il affecte notre organisme et peut être nuisible à notre santé. Selon le Center for Disease Control (CDC), le diabète est la septième cause principale de décès aux États-Unis. Il y a près de 26 millions de personnes atteintes de diabètes mellitus, plusieurs millions ne sont pas diagnostiqués et le coût était d'environ 175 milliards de dollars en 2011.

Causes :

Afin de maintenir le niveau de sucre dans le cadre acceptable de contrôle, le pancréas sécrète une hormone appelée *insuline* qui circule dans notre sang pour y contrôler le niveau de glucose. Dans des circonstances normales, l'insuline maintient l'équilibre du glucose dans notre sang en laissant certaines cellules (muscles, la graisse des cellules du foie,) utiliser le glucose, et en réduisant sa production. Quand un tel mécanisme ne fonctionne plus correctement, il y a soit un déficit de l'insuline (diminution de la production par le pancréas), ou une résistance à l'insuline disponible, ou les deux. En cas de déficit total de l'insuline, le patient peut devenir comateux et une telle condition doit être immédiatement corrigée pour éviter la mort.

Les formes de diabète : le diabète est reconnu comme un état d'hyperglycémie chronique (taux de glucose élevé) en fonction de facteurs génétiques et exogenetic qui peuvent agir conjointement.

Les types de diabète sont :

Diabète de Type I qui se caractérise par peu ou pas de production d'insuline. Ces personnes ont besoin d'une dose quotidienne par injection d'insuline ou en utilisant une pompe programmée. Il peut être remarqué chez n'importe quel groupe d'âge, mais il est souvent observé chez les enfants, adolescents et jeunes adultes.

Diabète de Type II qui peut commencer à tout âge, mais il est plus répandu chez les adultes, en particulier chez les personnes obèses et sédentaires. Dans cette caté-gorie il y a des gens qui sont dans une phase pré-diabé-tique en fonction de leur niveau de glucose, des tests de laboratoire, de leur poids et leur niveau d'activité. Dans de tels cas, des mesures devraient être prises pour em-pêcher que ces gens arrivent à la conversion au diabète complet.

Il y a le type de *diabète gestationnel*, qui peut survenir à tout moment pendant la grossesse pour une femme qui n'est pas autrement diabétique.

Il ya d'autres conditions qui peuvent causer le dia-bète. Elles comprennent l'utilisation de certains médica-ments : corticoïdes, ou après un certain type de chirurgie telles que l'ablation du pancréas, ou même à cause de certaines maladies, etc.

Les signes et symptômes : Les manifestations clini-ques du diabète dépend de son type, du physique du pa-tient, de son âge et l'étendue de la condition. Les signes comprennent : l'excrétion excessive d'urine (polyurie), de l'augmentation de la soif (polydipsie), l'augmentation de l'appétit (polyphagie), la fatigue, la perte de poids, les troubles de la vision, les étourdissements, la somnolence, les infections fréquentes, etc.

Selon le type, les symptômes peuvent varier dans la durée, la fréquence et l'intensité. Les gens peuvent souffrir du diabète pendant longtemps sans jamais le réaliser.

Facteurs de risque : la prédisposition génétique, l'environnement, le stress, le style de vie, l'obésité, le genre d'alimentation, le niveau d'activité, la race, la location géographique, etc.

Complications : Les complications se développent généralement sur la base du type de diabète, de la durée de la condition, du niveau de conformité et du niveau de traitement reçu. Vous pouvez développer le coma, qui est une situation d'urgence qui doit être traitée immédiatement. Il faut aussi tenir compte des séquelles qui persistent pendant longtemps.

Le Diabète mellitus peut affecter les vaisseaux petits et grands ainsi que les nerfs. Il peut provoquer des maladies cardiovasculaires, des accidents vasculaires cérébraux, la neuropathie périphérique (engourdissement, des picotements, des crampes, une sensation de brûlure des membres inférieurs ou des mains), l'amputation des membres inférieurs, l'hypertension, et des lésions rénales / l'insuffisance rénale, la maladie des yeux (rétinopathie), voire la cécité. Le diabète peut affecter l'état mental.

Diagnostic :

L'histoire de la maladie proprement dite et un examen physique sont de rigueur. Il faut examiner L'hémoglobine A1C pour avoir une idée du niveau de sucre sanguin en moyenne dans votre système pendant les 2-3 derniers mois. L'examen se fait à jeun. Il indique si le taux de sucre (glucose) a été normal ou trop élevé. C'est pourquoi ce test est important pour le médecin et le conseiller en diabétologie. Ce résultat permet de déterminer si le glucose du patient est sous contrôle.

Il y a aussi le test de tolérance au glucose et le test de référence de routine qui sont effectués en fonction de l'âge, des symptômes, et des résultats considérés comme médicalement nécessaires.

Traitement : Une fois le diagnostic établi et le type de diabète identifié, la décision doit être prise pour le contrôler soit par un régime alimentaire approprié, soit par des médicaments et/ou des injections d'insuline ou les deux. On doit aussi considérer l'administration appropriée d'antioxydants et d'autres suppléments.

Prévention : La prévention consiste à cultiver de saines habitudes alimentaires avec des aliments riches en valeurs nutritives et pauvres en calories et en graisses. Il est conseillé de suivre un régime alimentaire hebdomadaire avec un contrôle rigoureux de l'apport en calories sans oublier un programme d'exercices approprié.

Il faut surveiller le niveau de glucose régulièrement, tenir un journal de votre niveau de glucose et essayer d'éviter les fluctuations trop marquées de votre niveau de glucose.

Faites de l'exercice régulièrement avec un entraîneur si nécessaire. Car il est médicalement apte de le faire.

Consultez votre médecin régulièrement. Ayez-une visite annuelle pour examiner vos yeux, les dents et les oreilles.

Éviter de vous blesser.

F.) **Les douleurs** : En tant que lecteur, certainement vous avez eu des douleurs dans le passé, ou bien que vous en souffrez maintenant ; vous éprouvez un certain malaise pendant que vous lisez ce livre. Selon Alfred de Musset :

« L'homme est un apprenti, la douleur est son maître,
Et nul ne se connaît tant qu'il n'a pas souffert. »

Cette pensée traduit éloquemment l'universalité de ce concept. Chaque être humain a eu à expérimenter un certain type de douleur au moins à un certain moment de son existence. L'Association internationale de l'Étude de la Douleur (International Association for the Study of Pain : IASP), la définit ainsi: « la douleur est une expérience sensorielle et émotionnelle désagréable, associée à un dommage tissulaire présent ou potentiel, ou décrite en terme d'un tel dommage. » C'est un état de gêne modéré ou profond qui exerce un certain degré d'inconfort sur l'organisme. Elle n'est pas une maladie en elle même. Elle n'est qu'un symptôme qu'on ne doit pas ignorer. Elle joue souvent le rôle d'une sentinelle qui sonne l'alarme afin de vous porter à élucider la cause d'une telle condition.

Elle peut être aiguë, quand elle est intense, vive, et immédiate, pour signaler un traumatisme ou une lésion interne ou externe quelconque qui réclame une attention urgente.

Elle peut aussi être chronique, quand elle dure au delà de trois à six mois. Elle persiste, parfois ne répond pas favorablement aux traitements. Une douleur suggère une condition pathologique quelconque de l'organisme qui mérite d'être investiguée. Les douleurs affectent tout le monde et cela à n'importe quel âge.

La façon d'éprouver l'étendue et l'intensité d'une douleur est généralement individuelle. Elle varie entre de petites douleurs temporaires au ventre, à la tête qui disparaît, ou de profondes douleurs qui signalent une rupture interne, ou d'autres cas qui peuvent avoir de sérieuses conséquences sur votre vie. L'essentiel est de réaliser qu'il n'est pas normal de souffrir. Il vaut la peine de voir son médecin généraliste. On ne trouve pas aisément les mots convenables pour décrire sa condition. La douleur dépend d'une série de facteurs, y compris :

Le facteur physique : certainement un accident, un coup de poignard, une entorse, la rupture d'une grossesse ectopique, les rages de dent indiquent la localisation physique de la douleur en cause.

Le facteur émotionnel et comportemental : l'étendue du traumatisme ou les dégâts physiques ont un impact affectif et émotionnel tant sur la victime que sur ses alliés. La victime peut devenir anxieuse, déprimée et peut même anticiper, ne serait-ce que temporairement, la mort. Ce patient peut devenir dépendant, agité, ou même violent.

Le facteur intellectuel : selon la façon de concevoir la souffrance, le malade peut régresser, avoir des difficultés à se concentrer, voire conserver sa cohérence.

Le facteur culturel et socio-économique : quand on souffre, on a tendance à se replier sur les valeurs apprises dès son enfance et la réaction espérée de sa culture, son genre et son origine. Une femme d'un pays de l'Amérique qui accouche peut agir d'une manière différente d'une femme des Caraïbes ou de l'Asie ou du Moyen Orient. Le deuil, par exemple, se vit différemment en raison de sa culture, son niveau socio-économique, ou ses croyances

La douleur peut obliger le patient à changer d'emploi, ses heures de travail ou encore cesser de travailler complètement. Ce qui peut avoir des répercussions tant économique, sociale mais aussi psychologique. Il ne faut pas non plus négliger la spiritualité qui peut avoir son impact sur le niveau de l'acceptation de sa condition et sa façon de la gérer.

Classifications des douleurs : Si tout le monde souffre, tous n'ont pas les mêmes causes et ne suivent pas le même mécanisme. Les douleurs peuvent être classées dans l'une des Catégories suivantes :

a.) douleur causée par excès de nociception : la condition envoie des messages d'alertes qui déclenche une intense stimulation des récepteurs nerveux qui interceptent la qualité, l'intensité et l'endroit de la douleur. En guise de réponse, les systèmes inhibiteurs de l'organisme sont débordés. Le système nerveux est en branle pour répondre à un tel assaut et résoudre le problème (par exemple en cas de brûlure, douleur cancéreuse…). En peu de mots, le contact entre le système nerveux central et tout le corps est très sensible. Dès qu'il y a un obstacle, le système nerveux est alerté et il prend des mesures pour réagir et vous alerter pour voir comment corriger ce mal

b.) douleur par désafférentation ou déconnexion, est appelée « neuropathique » à cause des lésions qui affectent les fibres nerveuses affairées à la sensibilité tactile. Ces lésions nerveuses déclenchent un dérèglement au niveau périphérique ou central.

(Par exemple : douleur des nerfs périphériques, « membres fantômes », douleur sciatique…). En d'autres termes, entre le cerveau et tous les autres membres du corps, la connexion des nerfs est affectée par certaines causes comme le diabète, ou l'amputation d'un membre, mais les nerfs essaient de continuer leur parcours et n'arrivent pas à atteindre leurs destinations. Cela cause des engourdissements, des picotements et des sensations de brûlures

c.) douleur par défaut de contrôle causée par la défaillance des systèmes endogènes d'analgésie où des altérations sont produites dans les circuits de l'organisme, notamment le cerveau. Plusieurs systèmes de neurotransmission, systèmes neurochimiques et certains récepteurs jouent un rôle dans ces modifications. Dans de tels cas, le patient peut développer des douleurs difficiles à traiter. Ce genre de douleur peut aussi être appelée idiopathique tant les causes sont difficiles à cerner. En peu de mots, il y a un désordre quelque part dans l'organisme, mais on n'arrive pas à l'identifier. L'examen est normal, la douleur est réelle mais l'explication est difficile à formuler et le traitement devient un véritable défi.

d.) douleur psychogène signifie une douleur d'origine psychologique qu'on ne peut pas littéralement cerner. Dans ce cas on ne peut identifier aucune lésion anatomique, organique pour expliquer une telle condition. Ce genre de douleur généralement ne répond pas aux analgésiques (remèdes antidouleur). Exemple : deuil, accident, stress, épreuves… Cela peut être un mécanisme de défense.

Les échelles d'évaluation : parce que la douleur est subjective et individuelle, il peut être difficile de faire une évaluation objective de la personne souffrante. De toute façon, l'évaluation se fait avec une échelle numérique ou le patient choisit entre 0 à 10 pour quantifier le niveau de sa douleur (0 = pas de douleur du tout, 10 = douleur maximale), échelle visuelle pour signaler le niveau entre « pas de douleur du tout » et un niveau de « douleur maximale », échelle verbale simple ou le patient utilise des mots courants (aucune douleur, douleur faible, modérée ou sévère).

Les Paliers de la douleur : selon l'Organisation Mondiale de la Santé (OMS), la douleur peut être légère, ou modérée, ou bien sévère, avec certaines variantes.

Traitements : compte tenu du patient, de l'endroit, l'étendue, la gravité de la douleur, il faudra adopter une approche spécifique. Le genre de médicaments, la dose et la fréquence dépendent de la cause des douleurs. Suivant le pallier dans lequel se trouve la douleur, des traitements spécifiques sont recommandés. Ils peuvent être prescrits pour adresser les symptômes, ou être antidouleur, ou anti-inflammatoire, décontracturants ; d'ordre central ou périphérique avec des auxiliaires pour aider. Il faudra surtout ne pas sauter d'un pallier à un autre avant d'avoir utilisé tous les médicaments suggérés et à dose optimale dans le pallier en cours. On peut aussi avoir recours à des formules non pharmacologiques, à l'acupuncture, la mésothérapie, la méditation, aux injections, à la chiropractie, la neurostimulation percutanée ou transcutanée, des implantables, à la psychologie, le biofeedback, etc. Parfois, on doit avoir recours aux interventions chirurgicales.

Pour finir, il faut encourager les gens à ne pas avoir peur d'admettre qu'ils peuvent éprouver des douleurs. Ils ne doivent pas non plus avoir honte de le dire. Les professionnels de santé doivent montrer plus d'empathie et être disposé à adresser les souffrances des autres et à jouer leur rôle consciencieusement en aidant tous ceux que la douleur ravage, surtout les personnes les plus vulnérables, notamment les enfants et les personnes âgées ou ceux qui ont des maladies chroniques et mortelles. Il faut alléger la souffrance des gens et les aider à conserver leur dignité jusqu'à la fin.

Évidemment, nous ne pouvons pas considérer toutes les maladies dans le monde. Les problèmes de santé sont énormes. Il y a les allergies et les maladies infectieuses, les maladies cardio-vasculaires, les maladies pulmonaires, les maladies rénales et urologiques, les maladies gastro-intestinales, les maladies métaboliques et des glandes endocrines, les maladies hématologiques, les maladies musculo-squelettiques, les maladies gynécologiques, les maladies de la peau, maladies des dents et de la cavité buccale, les yeux, les maladies neurologiques, les maladies psychiatriques … La liste est très longue.

Aujourd'hui les gens sont de plus en plus préoccupés par leur santé. Nous ne pouvons pas jouer à la roulette russe avec notre cadeau le plus précieux. Jamais ! Il est temps de prendre le contrôle de notre santé.

Si quelqu'un jette un regard sur la plupart des maladies via l'Internet, elles semblent avoir un thème commun : notre santé dépend de nos habitudes et de nos choix. La plupart de nos maladies sont causées par notre alimentation, notre mode de vie, notre poids et nos habitudes.

Depuis de nombreuses années, nous sommes bombardés par toutes sortes d'offres pour nous satisfaire nous-mêmes en faisant exactement ce que nous pensons être capable de nous procurer du plaisir. La règle s'énonce comme suit : « Have it your way ». Nous avons réagi en acquérant toutes sortes d'habitudes. Notre civilisation actuelle est caractérisée par la maladie, l'invalidité de longue durée, la douleur, le désespoir et la mort prématurée. Le temps est venu pour nous de changer de cap, de prendre le contrôle de notre santé. Mais comment le faisons-nous ? Où allons-nous nous tourner ? Qui peut vraiment aider ?

La première étape est d'être réaliste, de faire l'inventaire de la situation et d'accepter le fait que le changement est nécessaire. Cela nécessite la sensibilisation, la motivation, la connaissance et l'action. Chacun d'entre nous peut avoir accès à une vie bien comblée.

CHAPITRE III

Relever le defi du surpoids et de l'obésité

En plein XXIème siècle, notre monde est confronté à un nombre incalculable de défis. L'un des défis les plus importants- selon les médias, les politiciens, et les professionnels de santé en général – est l'obésité. L'obésité est devenue une préoccupation mondiale croissante. Elle affecte tous les groupes d'âge, toutes les classes, et toutes les races.

Définition

Qu'est-ce que l'obésité ? De son origine latine « Obesitas », l'obésité est définie comme une augmentation du poids corporel, une condition dans laquelle il ya une accumulation excessive de graisse corporelle au point de compromettre l'état de santé et de son espérance de vie en général. Elle est déterminée par une mesure appelée « indice de masse corporelle » (IMC). La formule de l'indice de masse corporelle (IMC) est le résultat du travail accompli par le statisticien Belge Adolphe Quetelet (1796-1874). Au début on l'appelait « l'indice de Quetelet ». L'IMC est utilisé internationalement pour mesurer l'obésité. Il s'agit d'un indice simple basé sur sa hauteur et son poids, pour obtenir un certain nombre. Il est « le poids de la personne en kilogrammes divisé par le carré de sa taille en mètres (kg/m2) » Le poids souhaitable est d'avoir un IMC de 25 kg/m2. S'il est compris entre 25 et 30 kg/m2, l'individu a un problème d'excès de poids (le poids dépasse le poids idéal). Si quelqu'un a un IMC de 30kg/m2 ou plus, il est considéré comme obèse. Au-delà de cette valeur, on est gravement obèse, et l'on souffre d'obésité morbide ou de super obésité. IMC donne une idée de la graisse corporelle totale et le pourcentage de la graisse du corps pour que l'on ait une idée exacte de son état. Cela peut sembler paradoxal, mais l'obésité peut être un signe de malnutrition, car vous ne suivez pas un régime alimentaire sain avec les oligo-éléments appropriés.

L'obésité a été classée comme une épidémie. Cela signifie, elle se manifeste en proportion considérable au-delà de l'espérance normale. Des États-Unis au Japon, d'Amérique, en Asie ou en Europe, les taux d'obésité ne font qu'augmenter. Selon l'Organisation Mondiale de la Santé (OMS), l'obésité a plus que doublé depuis 1980. Globalement, environ 35% des adultes âgés de 20 ans et plus étaient en surpoids en 2008. Aux États-Unis, 2/3 de la population adulte sont en surpoids ou obèses, soit environ 1/3 sont déclarés catégoriquement obèses, ce qui signifie qu'ils ont un IMC supérieur à 30 kg/m2.

Classification des poids selon IMC

IMC	État des poids
Inferieur a 18.5	Insuffisance pondérale
18.5 - 24.9	Normal
25 - 29.9	Surpoids
30.0 ou plus	Obèse

L'indice de masse corporelle peut être affecté par le poids et l'état musculaire. Un athlète bien bâti est susceptible d'avoir un IMC élevé, mais pas nécessairement à cause de la graisse, mais plutôt à cause de son état musculaire.

Le nombre annuel de décès dû à l'obésité aux États-Unis est par centaines de milliers. A moins qu'il y ait un changement dans la tendance actuelle, encore un peu de temps et le nombre atteindra près d'un demi-million. L'obésité est le cinquième facteur de risque pour les décès dans le monde.

L'aspect financier du contrôle de l'obésité est également considérable. D'une part, l'industrie de la perte de poids, ceux qui offrent des produits et services pour perdre ou contrôler son poids, ont une entreprise générant plus de 40 milliards de dollars par an. D'autre part, ceux qui sont obèses coûtent 170 milliards de dollars annuellement en soins médicaux et autres ; sans oublier une troisième catégorie qui offre les produits, les plats qui contribuent grandement à rendre la population obèse.

Les causes de l'obésité : Quelles sont les causes du surpoids et de l'obésité ? Plusieurs facteurs contribuent à une telle condition. Mais il est une croyance largement répandue que les deux principaux facteurs sont les suivants :

Facteurs

1. *Génétique* : Pour nous autres qui vivons dans un pays industrialisé où un vaste choix d'aliments est à notre disposition, nous avons tendance à consommer beaucoup plus que ce qu'il nous faut. En conséquence, un pourcentage élevé de notre population prend du poids, d'autres deviennent obèses.

Toutefois, nous pouvons remarquer que généralement, tous ceux qui consomment une portion trop grande ne deviennent pas automatiquement obèses. Cela chatouille notre curiosité et nous porte à essayer de trouver d'autres explications.

Parmi les causes, le facteur génétique occupe une position considérable dans le développement de l'obésité. Certains facteurs biologiques prédisposent les gens à avoir une certaine forme, taille et un certain poids. Cela établit les différents niveaux de sensibilité à gagner et à accumuler du poids chez certains individus. L'impact de la génétique dans la prédisposition à l'obésité se fait sentir non seulement sur notre taux métabolique et la capacité de transformer des graisses, mais implique également notre capacité cérébrale par le biais de l'axe hypothalamique qui contrôle notre faim et notre satiété. Donc le coté génétique a une incidence très significative non seulement sur notre comportement à l'égard de la quantité et la qualité de nourriture que nous consommons, mais aussi notre habileté à perdre ou à gagner du poids. Cela peut expliquer la différence au sein de la population quand elle est exposée aux mêmes variables.

2. *Alimentation* : Le régime alimentaire courant populaire est constitué d'une alimentation riche en graisses, calories, sel et sucres, avec une diminution de la quantité de vitamines et de minéraux, consommés rapidement et en grande quantité. Nous mangeons tout ce qui est disponible et qui flatte nos palais : nos cinq sens contrôlent la majorité de nos actions, y compris l'alimentation. Si quelque chose semble bon, ça sent bon, a bon goût, nous sommes déjà prêts à en goûter puis à vouloir le déguster

3. *Notre style de vie* : Les gens deviennent complaisants menant un style de vie sédentaire tout en profitant des derniers progrès qui visent à rendre même les tâches domestiques et mondaines plus faciles. Tout concourt à nous rendre plus confortables et à atténuer nos fardeaux.

L'obésité met également l'accent sur certains autres facteurs tels que:

L'âge et le genre

Les modifications biochimiques / médicales, les douleurs, les changements hormonaux

L'environnement, les facteurs émotionnels, les facteurs de stress et les facteurs psychosociaux

Les conditions médicales et les médicaments

La culture, les conditions sociales, la religion, la politique, l'économie et les instances gouvernementales, etc.

Dans l'ensemble, l'obésité peut être causée par un trop grand appétit, les types d'aliments disponibles et consommés, le manque d'exercice, le niveau élevé de stress, la génétique, l'environnement, la biochimie, les anomalies métaboliques, ou le comportement, le manque de sommeil, l'influence de la culture et du patrimoine, et certaines conditions médicales (hypothyroïdie), etc.

A certains stades du cycle humain de développement, maintenir le contrôle de son poids peut être une véritable gageure, par exemple : l'enfance, l'adolescence, pendant et après la grossesse, la ménopause et la vieillesse avec ses douleurs et les courbatures…

A personne différente, facteurs différents

L'obésité est due à des facteurs différents pour différentes personnes, y compris: la gourmandise, la paresse, les types de boissons sucrées, la consommation de la malbouffe, la filiale de produits alimentaires transformés, la susceptibilité génétique, le style de vie sédentaire avec

peu ou pas d'activité physique, les irrégularités du système endocrinien, les médicaments, le comportement /
les problèmes psychiatriques, le taux de métabolisme,
le rôle de l'environnement, le manque de sommeil, la
location géographique et son climat, etc.

Conséquences de l'excès de poids et / ou de l'obésité

En raison de l'obésité, l'individu a de fortes chances de développer plusieurs conditions médicales et
montrer divers risques qui affectent la santé. Elle a un
impact sur notre façon de vivre, elle cause des troubles
médicaux secondaires et la mort prématurée s'en suit
dans bien des cas.

Conditions associées ou causées par l'obésité

a.) L'aspect physique:

L'Hypertension

Le diabète

Le foie gras

L'athérosclérose (dépôts graisseux
obstruant les parois des artères)

Maux de tête ou migraines

Les maladies du cœur

Les caillots de sang ou stase veineuse

L'arthrite / la douleur articulaire

Affaiblissement des facultés / la mobilité / les maux de dos

L'apnée pendant le sommeil

La difficulté respiratoire / l'asthme

Les brûlures d'estomac ou la régurgitation

L'augmentation du taux de Cholestérol

Le déséquilibre hormonal

L'incontinence urinaire

Le syndrome métabolique

L'infertilité / l'hypofertilité

Le syndrome des ovaires polykystiques, l'Insuffisance rénale

Certains types de cancer (de la voie reproductive, du sein, du côlon…)

b.) L'aspect mental : la dépression

l'anxiété

la faible estime de soi

c.) L'aspect psychosocial : L'obésité peut entraver la stabilité familiale, limitant les possibilités de la réussite professionnelle. Elle peut fournir des prétextes pour la discrimination subtile. Elle peut même affecter le salaire et les possibilités de promotion. Dans d'autres instances, Elle peut avoir un impact négatif sur votre niveau d'éducation, votre longévité, vos sentiments, votre humeur générale. L'obésité peut s'associer à des problèmes psychosociaux. Elle peut provoquer le malaise, la fatigue, la sensation de léthargie, la dépression, une mauvaise image de soi, la stigmatisation sociale, la non-satisfaction sexuelle, et, finalement causer la mortalité prématurée.

Quelques autres facteurs suggérés : les facteurs culturels, les préjugés psychosociaux dans un monde en mutation. L'histoire des arts et spectacles allègue une raison possible des stéréotypes sociaux qui frappent l'obésité. Dans la comédie grecque, le personnage gras, Obesus, a été considéré comme quelqu'un qui mangeait beaucoup, était paresseux et idiot ; ou encore selon les papiers posthumes de Charles Dickens au Pickwick Club, les personnages obèses étaient perçus comme velléitaires, gloutons paresseux, et souvent loufoques.

L'Obésité a souvent fourni un motif de discrimination, la dépression et le sentiment d'être laid, mal fagoté, mal foutu. Dans quelques cas, l'obésité peut générer des insultes sociales et familiales. Donc, lorsqu'il s'agit de la question d'obésité, les défis à relever dépendent de la perception, de l'attitude ou des préjugés que les gens peuvent avoir au sujet d'un tel état. L'idée est que les personnes obèses « mangent trop », ou font montre « de manque de maîtrise de soi », sont paresseuses, malsaines, indulgentes, dépourvues de relations amoureuses et connaissent « certains problèmes émotionnels ». Cependant le dossier médical de chaque personne obèse ou souffrant d'un excès de poids doit être traité d'une manière individuelle.

L'Obésité à travers l'HISTOIRE

Tout au long de l'histoire, une série de facteurs ont contribué à percevoir, et à apprécier l'obésité de façon différente. L'obésité a été liée à la capacité suggestive de discerner ce qui est beau de ce qui ne l'est pas. Elle a été associée à la beauté, au profil du corps et à l'élégance. Par conséquent, il n'est pas surprenant que l'apparence de la femme tende à être la norme sur la manière de définir ce qui est beau et attrayant. Au début, les gens s'efforçaient de ressembler à des déesses telles que Venus, Aphrodite, Isis … Puis, avec les changements dans les cultures et les croyances, la norme de la beauté a été affectée. L'Histoire indique que l'Égypte et la Chine étaient préoccupés par les risques possibles que l'obésité posait pour la santé. Le sujet a basculé dans les deux sens à travers l'histoire.

Dans certains cas, l'obésité est un signe clair de la prospérité, de l'embonpoint. Avoir quelques couches supplémentaires de graisse était considéré par certains comme une source d'isolation, d'isolement pour se protéger contre certaines conditions. Elle a été acceptée comme un moyen d'aider à la fertilité. Plusieurs écrivains ou poètes ont écrit des romans, des poèmes pour immortaliser la rotondité de certaines personnes. Nous l'avons vu dans les arts, les musées et la littérature. Les personnes rondes et de grande taille ont été appréciées depuis le début des temps.

En notre époque, dans certaines parties du globe les personnes de forte corpulence représentent l'élite, la classe supérieure ; elles jouissent d'un meilleur statut social, elles évoquent la santé, la richesse, l'abondance, l'opulence, et peut-être encore suscitent l'envie du reste de la population. Si vous êtes mince, maigre, vous avez tendance à être considéré comme faible, malade, infecté et á avoir besoin de quelques rappels de la santé, des médicaments et des vitamines. Certaines personnes ont même utilisé des vêtements ou sous-vêtements supplé-mentaires, pris des rendez-vous pour obtenir des moyens, et des médicaments afin de stimuler leur appétit pour devenir ou paraître plus robustes.

Il est essentiel de chercher à savoir comment l'obé-sité et le surpoids sont perçus dans différentes sociétés, pourquoi certaines civilisations du passé les ont ou bien acceptés ou rejetés.

Les bébés potelés étaient généralement perçus comme sains, bien soignés. Être gras était considéré comme un signe de bien-être, de richesse et de fécondité. Même de nos jours, beaucoup de gens sont attirés par les bébés replets, bien-arrondis qui ont l'air adorable. Les petits, les bébés maigres peuvent être jugés sous alimentés.

Au 19ème siècle, l'obésité commençait à être sociale-ment mal vue : un nouveau canon d'apparence physique était en formation. Certains organismes gouvernementaux ont commencé à aborder les questions de la proportion appropriée des matières grasses, protéines et hydrates de carbone dans une alimentation équilibrée. L'industrie des assurances a commencé à fournir des directives pour les assureurs de santé.

En 1916, le département américain de l'Agriculture a rendu publics les cinq groupes alimentaires. Les industries du Cinéma et de la mode ont redéfini l'idéal de la beauté et de la forme physique pour les femmes : visage un peu rond, peau éclatante à force d'application de crèmes et de lait hydratant, jambes bien entretenues et soigneusement étalées. Tout cela renvoie l'image du chic et du glamour !

Au cours de la période de la deuxième guerre mondiale, les déclarations sur le poids idéal, le poids en fonction de la hauteur sont devenues disponibles. L'obésité n'était plus à la mode. L'exposition des corps volumineux et monumentaux ou des visages joufflus n'était plus la norme. Il y avait un besoin pour les amateurs de perdre du poids. La mode consistait à être mince. Et les dames comme Betty Grable, Marilyn Monroe, Jayne Mansfield etc. étaient admirées pour leur contour et leur forme sinueuse.

De la seconde moitié du XXe siècle jusqu'à notre époque, les modes arrivent par vagues successives apportant de nouvelles coiffures, de nouveaux costumes, de nouvelles façons d'être belles et attrayantes pour les femmes ; nouvelles modes sont en vogue.

De nos jours, les vedettes comme Angelina Jolie, Monica Bellucci, Jennifer Lopez, Noémie Lenoir, Hale Berry, Beyoncé knowles, et Qi Shu donnent le ton quant à la beauté. Elles attirent le regard de tout le monde. Par conséquent, elles définissent la norme, ce qui est acceptable, ce qui est espéré. Depuis le 19ème siècle, notre culture est devenue de plus en plus favorable à la taille fine et sexy. Au vingtième siècle et avec l'avènement de la technologie, pour aboutir au 21eme siècle tout le monde veut imiter les vedettes et les modèles qui sont minces et élégantes et irrésistibles avec leur style, voire leur genre de vie. La mode devient : « *moins on est couvert plus on est vêtu* ». Actuellement, il y a une campagne active contre l'obésité. Pourtant, 1 personne sur 9 demeure obèse.

Réflexion :

Le rôle des aliments a toujours été prédominant à travers les âges. Depuis la genèse de l'humanité, toutes les rencontres sociales ont tourné habituellement autour de la nourriture. *On mange, on boit, et l'on s'amuse.* Mais tout le monde ne devient pas nécessairement obèse. Jusqu'à récemment, seulement une infime minorité accusait un excès d'embonpoint. Alors, qu'est ce qui a changé ? On ne peut pas seulement blâmer les denrées alimentaires. Il doit y avoir d'autres facteurs, et nous devons nous interroger et chercher à trouver ce qui a percuté la balance.

En ce qui concerne nos habitudes alimentaires, la qualité et la quantité des aliments ont varié. Mais suffisent-elles pour avoir de telles répercussions, et causer des conséquences si dramatiques ?

Avec l'avènement de la mondialisation, l'impact de la communication instantanée, le modèle d'occidentalisation est devenu un modèle en plein essor. L'hémisphère occidental donne le ton. Il a développé le goût de la restauration rapide, traitée avec beaucoup de graisse et de sucre. Les mets gras ont bon goût et ils sont même moins chers que les légumes, les fruits et les salades. Avec l'avènement de l'industrie de la restauration rapide et de la publicité, les exportations mondiales de l'Ouest, ses habitudes et sa culture en constante évolution pour le reste du monde, l'obésité s'est répandue à travers toute la terre.

Les premières personnes à encourager certaines nouvelles formes de cuisine et la consommation rapide des « *Junk Foods* » sont parmi les premières à en subir les conséquences. Et parce que nous attirons l'attention sur le pourcentage sans cesse croissant de personnes qui deviennent obèses, en particulier chez les enfants, le monde entier réagit à ce que Sander Gilman a appelé la « globésité ».

Vers la fin du vingtième siècle, l'Organisation Mondiale de la Santé a déclaré que l'obésité est une épidémie mondiale. Les grandes nations en nombre imposant comprenant les États-Unis, l'Australie et le Canada sont préoccupées par ce phénomène croissant et s'attèlent à chercher des solutions durables.

Néanmoins, cela n'empêche pas à certaines personnes de se demander si oui ou non l'obésité est une menace sérieuse à la santé dans le monde. Dans certaines parties du globe, elle ne figure pas parmi les causes de décès les plus connues.

Les Etats-Unis, par exemple qui en parlent à cor et à cris, n'ont pas encore enregistré l'envergure des effets prédits par la science. Est-ce une manifestation de la volonté d'élargir le cordon de la mondialisation pour avoir une économie et une culture uniformes, un système politique global ? Est-ce un désir qui se développe —même inconsciemment— d'avoir une uniformité dans la taille des gens, la hauteur, et le poids ? Quel est le rôle de la politique, de l'influence psychosociale, de l'obsession des médias ou de l'hystérie mondiale dans ce grand brouhaha au sujet de l'obésité en tant qu'une épidémie mondiale ?

De toute évidence, l'avenir nous indiquera qui a raison, et qui sont des alarmistes. Toutefois, si l'on peut faire valoir que l'obésité en elle-même n'est pas une maladie en soi, nous ne pouvons pas rester passifs et ignorer les effets secondaires, tertiaires de l'obésité. Nul ne peut ignorer que le taux de graisse chez plusieurs citoyens prend des proportions qui inquiètent.

Causes de l'obésité

A.) Certains d'entre nous ont un *grand appétit.* Nous prenons une quantité considérable de nourriture et il nous arrive même de manger plus souvent que nous le devrions. En outre, nous avons tendance à ne pas prêter attention à ce que nous ingérons. Les aliments dits mauvais (riche en calories vides, pauvres en éléments nutritifs, riches en graisse, sel, sucre et en produits chimiques …) sont facilement accessibles et ne sont pas trop chers. Parfois ils sont les seuls abordables pour les petites bourses. Ils ont bon goût et rien qu'à les regarder nous ne pouvons pas les résister. Nous cédons et nous développons une dépendance parfois même pathologique à certaine nourriture. Elles nous sont irrésistibles. Nous voulons goûter et manger même quand nous n'avons pas faim.

B.) Certaines personnes mangent trop parce qu'elles y trouvent un moyen de composer avec le stress, les frustrations et la dépression. La nourriture leur donne un sentiment d'appartenance, d'acceptation, d'importance.

C.) Pour certaines personnes, manger est leur seule source de plaisir et de réalisation de soi. Peu importe comment et où elles obtiennent ces aliments, elles tiennent à manger. Elles se sentent libres de commander et d'obtenir ce qui leur plaît.

D.) Les gens prennent du poids aussi en raison de l'effet de dépendance à l'endroit de certains types d'aliments qui nous donnent un sentiment de bien-être.

Acclamée chaleureusement, la nourriture populaire nous propulse à un certain niveau d'euphorie. Elle flatte nos papilles gustatives. Nous sommes habitués à beaucoup de sucre, de sel, de sauce et d'épices. Nous devenons obèses à cause des effets secondaires de la mauvaise qualité des aliments tels que la toxicité, les agents pathogènes ou infectieux, certains produits chimiques: MSG (glutamate mono sodique, un exhausteur de goût ajouté aux aliments pour accentuer leur saveur), les conserves, les colorants alimentaires, les toxines, etc.

E.) Les changements dans l'environnement et les habitudes de travail: la technologie rend le transport d'accès plus facile. Le nombre de divertissements confortables et les heures de loisirs ont non seulement augmenté, ils en ont sédentarisé les utilisateurs: la télévision, l'Internet, les jeux vidéo, face book, I-phone rendent notre force de travail beaucoup plus axée sur le service intellectuel et moins sur le travail manuel, exigeant un minimum d'effort physique.

Analyse de la situation

Le taux d'obésité a augmenté à travers le monde. Il n'y a pas de consensus en ce qui a trait aux causes et traitements efficaces pour gérer la crise de l'obésité. Il y a des gens qui mangent beaucoup qui sont encore minces et en pleine forme, tandis qu'il y en qui prennent du poids rien qu'à inhaler l'odeur des aliments. C'est pourquoi les recherches et les études se poursuivent pour trouver une formule définitive en vue de lutter contre l'obésité.

Il y a eu quelques pistes, y compris le rôle de la leptine qui a été découverte en 1994 et qui est produite dans les tissus adipeux périphériques. Elle communique avec l'hypothalamus (une partie du cerveau qui régule l'appétit, la température …). Le monde scientifique pense que la leptine joue un rôle dans la signalisation de la quantité de stockage des graisses dans le corps, causant donc l'augmentation ou la diminution de l'appétit, l'envie de la consommation de graisses.

Donc, si la quantité de leptine est faible (déficience en leptine) ou si la leptine ne joue plus son rôle (l'organisme devient résistant à la leptine), il n'y a pas de gardien á la porte en vue de contrôler le niveau de matières grasses dans l'organisme. Par conséquent, le déficit ou la résistance à la leptine entraîne la personne à se suralimenter, ce qui peut être une autre explication à l'obésité. Les études sont toujours en cours.

Il est clair que la façon correcte d'aborder le problème de l'obésité consiste à considérer plusieurs facteurs, y compris l'identification de tous les marqueurs biologiques, la catégorisation et la classification des gens en fonction de leurs « bio marqueurs » spécifiques, du rôle du cerveau, y compris l'hypothalamus, du rapport neuroendocrinien, des facteurs psychosociaux, de la politique, de la politique publique, des relations publiques, l'éducation, etc. Toutes ces approches et beaucoup d'autres facteurs doivent être pris en compte pour trouver la bonne réponse.

Jusqu'à présent, les différentes solutions proposées telles que *la nutrition, le coaching, l'éducation, l'exercice, le contrôle des portions, la gestion du stress, l'alimentation consciente, la saine alimentation, la planification des achats, la qualité des denrées alimentaires susceptibles de promouvoir une bonne nutrition, les aliments à éviter*… Tout cela joue un rôle important mais n'arrive pas à résoudre le problème une fois pour toutes.

Beaucoup de gens acceptent de faire un régime, de faire l'exercice et de changer leur mode de vie, mais atteignent un plateau qui a l'air d'être infranchissable au-delà duquel ils ne peuvent plus perdre de poids. Après un certain temps, le corps devient assez intelligent pour s'ajuster en utilisant moins d'énergie soit au repos soit en cas d'activités ; il décide de stocker un peu plus pour les jours de famine éventuelle. Il faut avoir recours à d'autres moyens auxiliaires, faire des ajustements ça et là pour atteindre le poids idéal.

Revenons aux facteurs qui déterminent notre poids :

A.) *Notre patrimoine génétique* : le paquet hérité de nos parents et avec lequel nous entrons dans le monde.

B.) *Notre taux métabolique basal* : basé sur la taille, le poids, l'âge, le sexe, l'état de santé et la composition corporelle. Il indique le nombre de calories nécessaires pour nous permettre de tenir tous les jours. L'excédent de calories est stocké sous forme de graisse. Si nous utilisons plus de calories que nous consommons dans les aliments, nous perdons du poids. Si nous obtenons autant de calories que nous dépensons, alors notre poids est sensé être sous contrôle.

C.) *Nos habitudes alimentaires* : c'est à dire la fréquence, la qualité et la quantité de ce que nous consommons.

D.) Notre niveau d'activités, l'EXERCICE.

Attendez une minute ! Ce n'est pas aussi simple que cela paraît. Quand on commence à perdre du poids, après un certain temps, le corps devient assez intelligent pour commencer à s'adapter à ces changements alimentaires. S'il se rend compte que vous mangez moins, il commence à devenir plus économe en énergie, tant au repos que pendant les activités. C'est pourquoi vous ne devriez pas adopter un régime d'amaigrissement pendant quelques jours parce que l'effet ne durera pas. Vous n'avez pas à vous priver de nourriture ou à suivre un régime restreint pour une raison quelconque. Vos habitudes alimentaires doivent être branchées sur une courbe durable tenant compte de ce que vous mangez, la qualité et la quantité de ce que vous consommez tout en demeurant conscient de la quantité et la qualité de calories consommées.

Mythes et alimentation

Certains MYTHES à démystifier
concernant le poids et l'alimentation

Mythe # 1 : Toutes les calories sont les mêmes. Rien n'est plus éloigné de la vérité. Du point de vue métabolique, toutes les calories ne sont pas créées égales. Il faut tenir compte de la source de l'apport calorique, si elle provient principalement d'une alimentation riche ou faible en glucides (simples ou complexes), riche ou faible en graisses, protéines, et d'autres facteurs neurophysiologiques.

Mythe # 2 : Pour rester en santé et mince, il faut une vie austère et misanthropique et ne manger qu'une fois le jour. Encore une fois, rester en bonne santé et en forme nécessite une décision de changer de comportement, de divorcer d'avec les anciennes façons de faire les choses. Il faut adopter une nouvelle pratique, un régime alimentaire balancé qui vous convient de façon unique sans pour autant se soustraire de la vie mondaine. Il faut manger Plusieurs fois par jour sans dépasser le nombre total de calories que votre organisme réclame par jour (1.600, 1.800…suivant le cas déterminé).

Mythe # 3 : Le régime alimentaire doit se faire pendant quelques jours, pour une occasion spéciale. Le régime alimentaire est un véritable effort auquel il faut se soumettre toute sa vie. Vous décidez de compter quotidiennement la quantité et la qualité de vos calories et vous prenez les mesures appropriées pour rester à flot, maintenir le cap et réussir. C'est un nouveau style de vie, un nouvel état d'esprit auquel vous adhérez. Il ne faut pas aborder une diète balancée avec un long visage comme si elle était une punition, une purge, ou une sorte de potion amère á tolérer pendant quelques jours. Non ! Au contraire, il convient de prendre des mesures pour rendre sa diète, son nouveau mode de vie aussi agréable que possible.

Mythe # 4 : Ceux qui suivent un régime particulier sont mal nourris. Nombreux sont ceux qui pensent qu'adopter un régime alimentaire différent de celui qu'ils pratiquaient toute leur vie peut leur causer des troubles, voire les rendre malades. En réalité celui qui adopte une diète balancée où les proportions de macronutriments et micronutriments sont bien ajustées, améliore sa santé. Il faut éviter une chute rapide de poids causée par la famine et les excès.

Vous savez que les glucides complexes sont votre grande source d'énergie, mais le secret est dans les choix que vous faites en ce qui concerne la qualité et la quantité que vous prenez. Vous devez sélectionner les fruits tels que les pommes, les bleuets, les Kiwis, les fraises, les oranges, les figues bananes, les papayes, les raisins, etc. Pour les légumes, il faut choisir le brocoli, les asperges, les patates douces, les choux, les épinards ; les jus de légumes, et les légumineuses telles que les divers types de haricots sains, les lentilles, les divers pois, y compris les pois verts. Il faut choisir les grains entiers comme l'avoine, le riz brun, l'orge, le sarrasin, le pain de blé, le riz sauvage, le millet …

Vous avez besoin de protéines pour le développement et la réparation des muscles. Vous devez être prudent dans le choix de votre source de protéines (bonne source : le saumon, la viande saine blanche de volaille, les œufs biologiques et le yogourt, les haricots, le soja, le quinoa, le thon …)

Vous avez besoin de graisse pour amortir vos organes, protéger les articulations et aider le corps à absorber les éléments nutritifs nécessaires. La clé est dans la sélection de votre source de matière grasse présente dans les poissons (saumon, maquereau, sardines, thon, truite, hareng et), l'huile d'olive, les avocats, les olives, les noix, le tournesol, le tempeh, le lait de soja, etc.,…

Il convient aussi d'éviter les aliments comme les farines blanches, les produits raffinés. Vous devez éviter de combiner les protéines défavorables, les graisses et les hydrates de carbone. Un mauvais mélange entre les aliments favorables et défavorables aura une incidence négative sur votre métabolisme, votre poids. Cela peut aussi causer des ballonnements, des malaises, une sensation de fatigue, des douleurs abdominales, voire affecter votre humeur, concentration, votre lucidité, votre mémoire, votre attitude, etc.

Le Potentiel Hydrogène et la Santé

Il y a aussi le niveau de « pH de l'organisme » ou « Body pH » qui doit être pris en considération. La notion de « pH » reflète le « potentiel » de « l'hydrogène » dans le corps humain. Habituellement, le niveau d'ions d'hydrogène est mesuré dans le sang. Quand le taux d'ions d'hydrogène est élevé dans le sang, celui-ci devient plus alcalin. Sur une échelle de zéro à quatorze, zéro signifie le niveau le plus acide, quatorze signifie le contraire, le plus alcalin. Le niveau de pH mesure l'acidité ou l'alcalinité, sur une échelle de zéro à quatorze ; zéro étant plus acide, quatorze étant plus alcalin et sept étant le moyen terme. « Une solution de pH = 7 est dite neutre ; une solution de pH < 7 est dite acide ; plus son pH s'éloigne de 7 (diminue) et plus elle est acide ; une solution de pH > 7 est dite basique ; plus son pH s'éloigne de 7 (augmente) et plus elle est basique. » (l'Encyclopédie Libre Wikipédia)

L'équilibre du pH dans le sang est crucial pour déterminer la vie. L'ion Hydrogène interagit avec d'autres ions, y compris l'oxygène. Notre corps cherche constamment à maintenir la quantité appropriée d'oxygène dans tout notre organisme pour le garder en bonne santé.

La gamme normale du sang pH est comprise entre 7,35 et 7,45. Cette fenêtre est restreinte et tolère très peu de variation. Quand le pH est entre 7,35 et 7,45, cela signifie que la quantité d'oxygène dans le sang est adéquate et suffisante. Toute légère diminution du pH se traduira par des niveaux d'oxygène plus faibles dans le sang et, par conséquent, dans les cellules. Idéalement, nous voulons tendre vers un pH plus alcalin. Si un pH acide atteint un niveau de 7 ou moins, c'est la mort.

Si la combinaison des aliments ingérés est de type alcalin, le bol alimentaire a un transit en douceur dans l'estomac, l'intestin grêle et le colon. Par contre les autres types de combinaison si courants dans la restauration rapide ont tendance à adhérer au tube digestif, à se détériorer, à tomber en putréfaction et à nous intoxiquer. Plus les déchets s'accumulent, alors plus nous sommes incommodés et ressentons des malaises. Notre milieu intestinal devient acide et plus vulnérable aux maladies. Il existe plusieurs sources d'intoxication, dont l'environnement, la peau, les médicaments ajoutés à notre consommation des aliments. C'est pourquoi en plus de notre disposition génétique, notre alimentation, notre niveau d'exercice, notre taux métabolique basal, nous devons également prendre des mesures de nettoyage, de désintoxication pour éliminer les déchets et les toxines de notre organisme. Les moyens de détoxication ou d'élimination des toxines peuvent être à travers certains aliments consommés. Quelques exemples d'aliments de nettoyage comprennent: le riz sauvage, le chou de Bruxelles, le chou, la carotte, la papaye, les pêches, le chou-fleur, le céleri, etc.

Il est rapporté que les légumes à feuilles vertes comme le chou par exemple sont des aliments alcalins. Ils jouent un rôle positif en aidant à maintenir le niveau sanguin dans des conditions alcalines. Certains aliments comme les pommes, les tomates, les citrons, les raisins, les prunes, et les oranges favorisent la condition alcaline du sang. En outre, les exercices réguliers, de l'eau potable et certains jus de fruits, ainsi que le bon état d'esprit jouent un rôle important en nous gardant en bonne santé. Encore une fois, il s'agit d'un ensemble qui agit en harmonie afin de maintenir un état sain.

Les questions de régime face à l'obésité

Dire que nos contemporains ont une obsession des régimes amaigrissants est un euphémisme. Si l'on s'appuie sur les statistiques, à n'importe quel moment donné dans le temps, pour des raisons différentes, près de 40% de la population suivent un régime alimentaire. Malheureusement, les pilules miracles ou la magie unique pour se débarrasser de l'excès pondéral une fois pour toutes n'ont pas encore été mises à point ou découvertes. Par conséquent, les gens utilisent différentes méthodes pour tenter de rester en forme. Certains préconisent une faible teneur en graisse (lipides), en protéines et une alimentation riche en glucides ; d'autres croient en la consommation élevée de matières grasses alors que des protéines et des glucides sont en faible proportion. Entre ces deux choix, il y a de nombreuses autres alternatives ou combinaisons proposées.

Types de régimes

Plus de 100 types de régimes alimentaires sur le marché réclament votre attention : Ahurissant ! Nommons-en quelques-uns, en nous référant à la rubrique « Nouvelles des États-Unis et du Rapport mondial 2012. »

Les régimes qu'ils citent sont les suivants : DASH, le régime Méditerranéen, Weight Watchers, Volumetrics, Biggest Loser, Ornish, Abs, South Beach, Eco-Atkins, indice glycémique, la zone, Raw Food, et les régimes Paléo.

Parmi les autres régimes populaires nous pouvons aussi mentionner Jenny Craig, Atkins, Slim-Fast, HCG bêta, et les régimes végétariens. Il y en a beaucoup plus. On ne peut pas les nommer tous, la liste ne serait pas forcement intéressante. Difficile de dire lequel est le plus efficace !

Analyse et Conclusions

Lequel de ces régimes est le plus sain ? Lequel est malsain ?

La réponse n'est pas claire et simple. Suivant l'objectif poursuivi, la plupart d'entre eux ont tendance à avoir un impact positif sur ceux qui les suivent. Idéalement, ce serait bien d'identifier une alimentation spécifique qui répond à la formule magique capable de régler tous les problèmes, y compris la perte de poids, les maladies cardiaques, les accidents vasculaires cérébraux, la protection des cellules du cerveau, le diabète, le vieillissement, le cholestérol, etc.

Le régime le plus proche, capable de répondre à ces besoins serait la Diète Méditerranée. Mais la diète idéale doit être individualisée avec quelques ajustements. Chacune d'elles a ses avantages et ses inconvénients. Il n'existe pas de formule passe partout à même de résoudre le problème.

Suivre une diète alimentaire est très populaire. C'est bien de vouloir prioriser sa santé par une alimentation balancée. Mais la façon dont les gens ont tendance à considérer l'alimentation comme une solution rapide pour une occasion spéciale, si elle est efficace à court terme, cela ne durera pas longtemps. Beaucoup font « de la perte de poids » un « style » de vie ou même une religion avec ses rituels et ses interdits. Pour qu'un régime soit efficace, il faut tenir compte du style de vie, de la norme de la journée, la facilité avec laquelle il peut être suivi, des moyens de préparation, sa disponibilité, son coefficient de sucres raffinés, son dosage en sel et du pourcentage d'aliments transformés.

Il doit prendre en considération les portions de légumes crus, les fruits, les légumineuses, les céréales, les noix, les graines, ainsi que certains produits d'origine animale comme la viande et le poisson. Chaque personne présente un profil différent, l'excès, et l'extrémisme ne peuvent pas pleinement contribuer au succès de tout régime alimentaire.

Il faut une combinaison de salades, de légumes, des fruits de mer, de certains produits laitiers faibles en matières grasses ; une combinaison d'aliments cuits et crus avec la possibilité d'ajuster le menu et de le rendre aussi variable et agréable que possible. Le régime alimentaire approprié devrait éviter la monotonie d'aliments jugés insipides au goût et à la vue. Il s'agit d'un projet individualisé basé sur une variété de facteurs y compris le patrimoine ancestral, les cultures, les habitudes et les croyances, psychosociales et des conditions environnementales.

Démarche à suivre

Le type, le contenu et la disponibilité de l'alimentation jouent un rôle important pour atteindre l'objectif ciblé.

Les recommandations diététiques peuvent varier et même sembler contradictoires pour les personnes ordinaires qui sont à la recherche d'une bonne alimentation. Elles peuvent hésiter dans le choix, la consommation et la portion de calories denses à prendre, tels que les repas « fast-food », les aliments riches en calories, sucres, produits chimiques, et les conserves, riches en matières grasses.

Comme pour tout dans la vie, si vous voulez avoir du succès, il vous faut investir du temps dans le choix de votre nourriture, et vous informer de ce que vous mangez. Il est également important de prendre le temps de cuisiner, d'apprendre à cuisiner, d'essayer différents aliments sains avec des recettes différentes et de trouver les moyens et le temps de manger avec les membres de la famille ou des amis.

Dans les cas ou la perte de poids s'avère une entreprise plus ardue, des mesures plus agressives sont conseillées afin de surmonter les défis de l'obésité ou du surpoids, par exemple, adhérer à un programme de perte de poids. Il en existe plusieurs dont voici quelques critères pour identifier celui qui convient.

Critères de sélection d'un programme de perte de poids

Un bon PROGRAMME DE PERTE DE POIDS:

Est médicalement supervisé

Fixe des objectifs réalistes avec vous

A une approche intégrative de votre état de santé, de votre poids jusqu'à faire le travail de base: l'histoire de votre vite, l'examen, et des tests préliminaires, ECG, etc.

Propose une planification des repas / le contrôle des calories

Prend du temps / fait preuve de patience pour cheminer avec vous

Propose les exercices, l'entrainement appropriés

Dispose d'une variété dans les types de régime alimentaire, le nettoyage / la désintoxication, les suppléments offre un programme d'entretien

Est intéressé au bien-être et à la santé du patient, avant de voir les profits financiers personnels.

Modification du comportement et perte de poids

La modification du comportement est une autre approche, considérée capable d'aider dans la lutte contre l'obésité. Pour réussir, il faut :

Reconnaître le problème spécifique, et identifier les causes (l'alimentation, les types d'aliments, la disponibilité, la fréquence et la quantité)

Compter les calories,

Identifier les facteurs de stress,

Tenir compte de son mode de vie (l'utilisation de drogues ou d'alcool et le tabac), l'état mental / le processus de pensée, l'image qu'on a de soi ;

Déterminer les buts, les avantages et les inconvénients d'un changement sur l'état de santé actuel, en jaugeant le niveau de motivation et la décision de changer.

Fixer un protocole. A savoir quand, où et comment mettre en œuvre les décisions et les mesures nouvelles en matière d'alimentation, d'activités ; agir sur la volonté de changer d'environnement, de chercher du support.

Dans ces sessions, on peut également découvrir si on veut vraiment perdre du poids. Parfois, le malade aime sa maladie, c'est-à-dire le malade est habitué avec son état qui lui permettait d'avoir certains bénéfices tels que : la pitié de la maisonnée ou des membres de sa communauté à cause de sa situation. La personne peut ne pas être prête à endosser ses responsabilités. Tout cela doit être pris en considération pour ne pas nuire aux mesures d'amaigrissement qui impliquent un changement de vie.

Approche holistique et Perte de poids

L'approche holistique est une approche intégrée dans laquelle tous les aspects de la vie sont pris en considération pour permettre à la personne d'aboutir à la détermination de ce qui est nécessaire et d'en faire le point de départ des changements appropriés pour le style de vie désiré avec appui et encadrement. L'approche holistique est également appelée « médecine intégrale » englobant le corps, l'âme et l'esprit. Notre perception, notre motivation sont essentielles dans le maintien de notre santé.

Considérons un instant l'exemple suivant :

Vous allez au restaurant avec votre enfant. Alors que la famille mange des salades, des fruits, des légumes, quelqu'un d'autre est en train de dévorer un grand hamburger juteux et délicieux. Probablement, vous constaterez un changement dans l'expression du visage de votre enfant. La personne qui mange la nourriture graisseuse avec la boisson sucrée a l'air d'être heureuse, alors qu'un simple coup d'œil de votre enfant vers ce voisin circonstanciel immédiatement change l'expression sur son visage. Il peut même paraître un peu triste. Vous devez lui rappeler que manger les aliments verts et sains contribuent à le maintenir en bonne santé. Pensez-vous qu'il va vous écouter ? La société projette et programme ce que nous devons ressentir à partir de ce que nous mangeons, même si les apparences sont trompeuses.

Il existe des médicaments anti-obésité que certaines personnes décident de prendre pour supprimer l'appétit, augmenter leur métabolisme ou bloquer l'absorption des graisses. Mais elles doivent être prudentes et lire les étiquettes concernant les effets secondaires. Une telle mesure devrait être prise seulement si un traitement conservateur ne fonctionne pas et cela sous la supervision d'un médecin qualifié. C'est ainsi que certaines personnes opteront pour la chirurgie sérieuse : (by-pass gastrique, anneau gastrique ajustable, sleeve gastrectomie verticale …)

Mesures de lutte anti-obésité

Parce que l'obésité et le surpoids ont des causes multiples, il faut également plusieurs mesures pour l'appréhender. Comme indiqué précédemment, il y a d'autres facteurs à prendre en compte, en plus de l'alimentation, afin d'obtenir des résultats appropriés dans la crise de l'obésité.

La source de nourriture doit être réglementée, surveillée. Le gouvernement doit donner les lignes directrices, mettre en place une structure favorisant l'application des règles de santé recommandées. Il serait également du devoir de l'Etat d'ajuster les prix des aliments, d'éduquer la population, de projeter une nouvelle attitude et un nouveau style de vie moderne.

Il existe un conflit d'intérêts entre une entreprise privée en plein essor, qui paie des impôts tout en fournissant des aliments malsains, d'une part, tandis que d'autre part la santé publique est menacée en raison de la consommation de ces mêmes aliments. Il faut une révision de ces questions, y compris des outils de marketing de l'industrie alimentaire, l'étendue des privilèges accordés à la liberté individuelle, le contrôle des médicaments prescrits sous ordonnance, et le rôle de la chirurgie, etc.

Par-dessus tout, l'éducation doit être persévérante : il faut enseigner aux gens la bonne façon de se nourrir, les aliments à choisir, comment cuisiner des aliments sains, etc. Cette éducation peut et doit se faire, sans nécessairement porter atteinte aux valeurs sociales, culturelles des aliments qui procurent du confort voire du plaisir à ceux qui les consomment ; les plats indigènes, le « Soul Food » par exemple.

Importance du Sommeil : De nombreuses études établissent la relation entre les troubles du sommeil et les risques pour la santé en général et le gain de poids en particulier. Pour plus de détails, s'il vous plaît consulter un des livres sur le rôle du sommeil dans l'obésité intitulé : *The Sleep Doctor's Diet Plan*, écrit par Michael Breuss, PhD, et comme co-auteur Debra Fulghum Bruce, Ph.D. Les auteurs de ce livre montrent comment le manque de sommeil peut affecter l'hormone de croissance, diminuer le taux métabolique, provoquer la gourmandise, augmenter la tendance à grignoter et à consommer des aliments inappropriés, affecter l'appétit et influencer les hormones.

L'eau

Il est temps de se détourner du soda, des boissons gazeuses sucrées et de développer une affinité pour l'eau fraîche et pure, tandis que le gouvernement devrait prendre des mesures nécessaires pour préserver la potabilité de l'eau.

Amour — Relations Sexuelles et Obésité

Les relations intimes entre des gens matures et responsables peuvent également contribuer au bien-être du genre humain et jouer un rôle positif dans la poursuite et le maintien du poids idéal. En effet, les relations intimes consensuelles procurent du bonheur, aident à bruler des calories, à oublier les soucis quotidiens, et contribuent à un sommeil réparateur.

En conclusion

La poursuite de la santé est une entreprise à multiples facettes impliquant des individus responsables, les membres de la famille, les membres de la famille élargie, les collectivités, et l'application des politiques appropriées, en vue d'apporter les changements avec tact. Manger et boire doivent être des expériences saines et agréables.

Beaucoup de gens sont préoccupés par l'obésité, mais peu de gens ont trouvé la solution idéale à une telle condition. Ceux qui semblent l'avoir dominé n'arrivent pas à la maîtriser pour longtemps. Le taux d'échecs, et la possibilité de retourner à la condition initiale ou même pire restent élevés.

L'OBÉSITÉ chez les enfants

Accueillir un enfant dans ce monde est l'une des expériences les plus gratifiantes. Elle vous comble de fierté. Du même coup, on ne saurait ignorer le fait que ce nouveau-né devra faire face à plusieurs défis. En règle générale, les parents veulent protéger le bébé des nombreux inconvénients ou des menaces qui pèsent sur sa vie. Alors on l'entoure de soins et on le comble d'amour jusqu'à le dorloter parfois. Instinctivement, nous voulons que notre bébé s'épanouisse et soit bien portant à tous égards. Les gens ont tendance à féliciter une mère avec un bébé joufflu adorable. Il y a une croyance générale selon laquelle un enfant doit manger de tout ce qui peut le nourrir et qui convient à son âge ; ce, sans aucune restriction, afin qu'il se développe et grossisse. On l'encourage à continuer cette habitude jusqu'à l'âge adulte. Il arrive également que nos jeunes adolescents soient encouragés à manger un peu plus que la normale pour gagner du poids afin d'être autorisés à pratiquer certains sports.

Lorsqu'il atteint la trentaine, la quarantaine ou plus, c'est alors qu'il va éventuellement prêter attention à un certain régime nutritif. Bien que cette tendance soit de vieille date, il est temps de réaliser que les choses ont changé de manière significative.

Le bébé adorable et potelé, chargé d'embonpoint d'aujourd'hui sera l'adolescent obèse avec la possibilité d'être malade demain. Pourquoi ? Beaucoup de bébés une fois obèses continuent avec la même tendance à rester obèses et cela jusqu'à la blanche vieillesse, voire jusqu'à la mort.

Le sujet adulte fait face à plus de difficultés de traitement si son obésité remonte à l'enfance. Les données soumises par les documents officiels notent qu'aux États-Unis plus de 23 millions d'enfants et d'adolescents sont obèses. Selon l'Organisation Mondiale de la Santé, en 2010, près de 43 millions d'enfants âgés de moins de cinq ans étaient obèses.

Causes de l'obésité infantile

L'obésité infantile dans le monde entier a atteint une proportion alarmante. Les raisons sont simples : l'exposition (et la consommation) précoce aux aliments à teneur élevée en gras, riches en calories mais pauvres en valeur nutritive. L'enfant commence très tôt à consommer plus de calories que ce qu'il dépense. La graisse accumulée doit être stockée et le bébé devient gros et gras. Tout le monde le félicite pour son enbompoint. Ces bébés développent une superproduction des cellules graisseuses, alliée à un manque de micronutriments nécessaires. Comme ils sont petits et dépendent de leurs parents, ils ne consomment que ce qui leur est soumis. Les adultes qui consomment des aliments généralement déficients en micronutriments, mais riches en matières grasses influencent les choix de leur progéniture. Les parents représentent les meilleurs exemples à suivre, surtout en action.

Plus tard, ces enfants vont à l'école, ils sont susceptibles d'être exposés au même type d'aliments à faible teneur en ingrédients végétaux non raffinés. Ces aliments fournissent beaucoup de calories, sel, sucres, tandis que les antioxydants, les composés photochimiques et les vitamines nécessaires, les minéraux et autres micronutriments sains font défaut.

Par voie de conséquence, le système immunitaire est affaibli. Ceci, ajouté aux carences en micronutriments qui avaient été mentionnés dès le début, l'enfant peut développer plusieurs types de maladies, y compris les maladies neurologiques, et même affecter sa capacité intellectuelle.

Si l'enfant a reçu des soins prénataux inadéquats, sa susceptibilité à devenir malade augmente, et peut nuire à son bien-être général. Ceci est aussi possible, si l'enfant évolue dans un environnement où il est peu actif, où il est probablement exposé à des facteurs, des produits et des expériences qui peuvent être nuisibles à un développement harmonieux. C'est pourquoi l'obésité et le surpoids infantile sont très préoccupants.

Une fois que vous passez vos premières précieuses années dans un état d'obésité, vous courez le risque d'être atteint de certaines maladies telles que les maladies cardiaques, le diabète, les accidents vasculaires cérébraux, l'arthrite, les problèmes gastriques, l'asthme, l'apnée du sommeil, et certains types de cancer dans votre vie d'adulte. L'obésité infantile augmente également vos risques de blessures, d'invalidité et de mort prématurée. En bref, l'obésité infantile affecte tôt ou tard, la qualité et la durée de la vie.

Conseils aux Parents

Le bébé est né innocent, incapable de faire le bon choix. Il est primordial que les parents montrent leur véritable amour à son endroit. Ils commenceront très tôt à le former et à maintenir sa santé en prenant les mesures appropriées, en lui montrant tant par la parole que par l'exemple comment adopter une diète saine et balancée. Ainsi l'enfant grandira selon les normes et il aura une voie à suivre. S'il voit que tous ses repas s'achètent dans les restaurants les plus populaires de la communauté, devinez quel exemple il va suivre ?

L'épidémie d'obésité infantile est un combat qui nécessite l'implication et l'engagement des secteurs privés ainsi que les institutions publiques. Le problème de l'obésité concerne la politique, l'économie, les facteurs socioculturels, les valeurs que se donne la société, et l'éducation.

Le régime alimentaire équilibré doit être composé de légumes, de fruits, de grains entiers, de légumineuses ainsi que d'activités physiques appropriées. Les parents doivent se rappeler que « prêcher par l'exemple » est la meilleure façon d'enseigner et de diriger. Dans l'ensemble, « *La prévention est la meilleure médecine* ».

En résumé :

Bien que l'obésité soit devenue une préoccupation mondiale, une telle question a été agitée depuis l'aube de l'histoire. Il est plus facile d'en parler, de porter un jugement plutôt que de trouver une solution efficace et définitive qui n'entre pas en collusion avec la propre nature humaine. En réalité, comme l'a signalée la philosophie épicurienne, -que nous l'admettions ou non - nous sommes tous en quête de plaisir. Nous cherchons le bonheur comme notre objectif ultime. Et puisque nous n'arrivons pas à le saisir pleinement, nous nous accrochons à tout ce qui nous procure une lueur de bien-être. La nourriture semble jouer ce rôle, ne serait-ce que partiellement. Manger joue un rôle appréciable dans notre quête de plaisir. Il suffit de rêver au sujet de son plat préféré même au beau milieu d'un désert, et l'on commence à éprouver une agréable sensation. Nous aimons tous l'arôme, le goût, et l'ambiance dans laquelle nous dégustons nos repas préférés. Culturellement, la majeure partie de nos festivités qui réussissent tournent autour de la nourriture. Par conséquent, il n'est pas surprenant que la plupart d'entre nous oublient le vrai rôle de la nourriture qui est de fournir des éléments nutritifs, du carburant à notre corps engagé dans différentes tâches et corvées inhérentes à notre existence.

Selon certaines personnes, parce que certains aliments sont facilement accessibles et coûtent moins chers, c'est l'une des principales sources de plaisir qu'elles peuvent s'offrir. Elles aiment l'idée de « l'avoir a leur façon », car « elles méritent un répit, une pause aujourd'hui », ou « tout ce qui leur procure le plaisir vaut la peine d'être expérimenté ». D'autre part, nous sommes devenus de plus en plus complaisants et paresseux. Souvent, le type de nourriture après lequel nous soupirons est saturé de graisses, de sel, de sucres, et de produits chimiques. Mais c'est ce qui nous plait ; c'est ce qui flatte nos palais.

Nous profitions de tous les conforts que la science et la technologie nous fournissent : chariots, vélos, voitures, tracteurs, télévision, internet, jeux vidéo, micro-ondes, pilules amaigrissantes, voire même chirurgie esthétique.

Nous semblons avoir atteint un point de non retour où nous sommes devenus prisonniers de notre appétit. Nos désirs ont subjugué notre volonté. Nos vies tournent autour de la nourriture appétissante, ravissante à contempler, et bien assaisonnée avec tous les condiments possibles et imaginables, sans oublier le sel, le beurre, le sucre les graisses et les épices. Nos palais sont flattés et nous sommes comme hypnotisés par ce que nous consommons et qui finit par nous consommer. Et puis, combien de fois ne mangeons nous pas parce que nous avons faim, mais juste parce que la nourriture est accessible ?

Gérer la pandémie de l'obésité

Pour faire face à la « pandémie de l'obésité », nous devons reconnaître que manger en soi n'est pas le mal. C'est légitime, c'est normal de se nourrir. Mais nous devons aussi savoir ce qu'il faut manger et ce qu'il faut éviter ; manger avec modération. Nous devons apprendre à maîtriser notre appétit, tout en devenant plus actifs physiquement. Un changement d'attitude est indispensable. C'est la nature humaine d'être attirée par ce qui est interdit, irrésistible, et qui exige un peu d'audace, souvent tout en caressant l'espoir, que rien de négatif ou de pathologique ne nous arrivera. Mais l'impact est déjà évident.

Improviser un régime strict pendant quelques jours, semaines ou quelques mois ne fera pas l'affaire. Il faut une nouvelle approche, une refonte complète de notre éducation quant à ce qu'il convient de manger et la qualité et la quantité, tout en respectant le fait que les gens sont différents. Ce qui réussit pour une personne ne fonctionnera pas nécessairement pour une autre. Alors, il faut du temps, de l'ajustement, de la persévérance et de l'assistance compétente.

Si vous ne parvenez pas à suivre le régime de façon impeccable, ne vous découragez pas pour autant. Une fois, pour une occasion spéciale, cela peut arriver que vous ne respectiez pas votre régime. Quand cela arrive, ne vous sentez pas si coupable que vous voulez y renoncer complètement. Nous pouvons contracter de nouvelles habitudes, décider de ne plus manger des aliments néfastes pour notre santé. Après avoir découvert le droit chemin et l'avoir emprunté, il convient d'y marcher.

Choisissez de supprimer de votre liste, à partir de votre réfrigérateur, votre cuisine, ou votre salle à manger, certaines catégories d'aliments. Ainsi vous ne serez pas tenté à la maison parce que vous les aurez rayées de votre liste…

Alors allez-y ! Débarrassez-vous de ces sodas, biscuits, gâteaux, et tout le cortège d'aliments malsains et peu nutritifs. Remplacez-les par les pommes, les carottes, les betteraves, le cresson, la laitue, les fraises et l'eau par exemple. Ayez votre liste quand vous allez au marché. Evitez les improvisations et les acquisitions impulsives. Identifiez des moyens sains pour célébrer les occasions spéciales.

Prêcher par l'exemple. Apprenez à dire non sans être arrogant. Si vous êtes invité à une fête, n'oubliez pas où vous allez. Mangez avec modération et choisissez ce que vous mettez dans vos assiettes (qualité et quantité). N'y allez pas avec votre petit sachet contenant votre misérable petit sandwich et dire à tous avec un long visage « Je ne peux pas manger ceci ou cela, je suis un régime strict ». Soyez naturel et détendu. Si ce qu'on vous offre n'est pas contre vos croyances, vos convictions religieuses, prenez-en avec modération. Soyez sociable ! Un régime réel vous aide à vous comporter avec élégance, avec un regard sain et une apparence lumineuse portant les gens qui vous côtoient à vous demander comment vous vous y prenez.

L'apparence physique ne reflète pas nécessairement la santé. Devenir mince et sexy n'est pas un brevet d'excellente en santé. La raison pour laquelle l'obésité doit être évitée réside dans le fait que, devenu un état morbide, elle peut entraîner des effets secondaires, des maladies éventuelles et des complications. L'obésité n'éclipse pas forcément la beauté. Tout se joue au niveau du cerveau.

Rappelez-vous que toutes les personnes obèses n'ont pas nécessairement des conditions médicales, mais le risque est plus élevé que pour la population générale. Tout au long de l'histoire, il y a eu des cas où l'obésité a été bien gérée, voire un signe de majesté, de puissance et d'opulence. Il y a encore des régions dans le monde, même certaines parties des pays les plus modernes, où être obèse et dodu est un atout, un signe de prospérité, de bonheur, de bonne santé, voire de fertilité pour les femmes. Mais les données scientifiques et les recherchent prouvent que le surpoids n'est pas favorable à une bonne santé et à la longévité.

Il faut également se rappeler qu'une mauvaise diète n'est pas la seule cause d'obésité. Une approche anthropologique est nécessaire, ce qui signifie considérer tous les aspects de la vie humaine tels les aspects génétiques, physiques, anatomiques, épidémiologiques, économiques, biologiques, physiologiques, comportementaux, environnementaux, politiques, individuels, familiaux, éducatifs, sociaux et culturels de la vie. Adresser l'obésité de façon fondamentale et équilibrée nécessite une approche interdisciplinaire.

Matière à réflexion

Si l'obésité persiste au point d'affecter le réglage génétique et la transformation humaine, se peut-il que la majorité de la population du globe devienne obèse ? Sera-ce la norme ? Sera t'on obligé de « réaligner » les valeurs ? Ou bien allons-nous tout laisser aux soins de Dame Nature qui, à travers les famines et certaines catastrophes, essaiera de tout remettre en ordre ?

2ÈME PARTIE

Données Essentielles
pour une vie saine et accomplie

La Santé Au Bout de Vos Doigts

CHAPITRE IV

Gérer sa santé, prolonger sa vie

Manger sainement, vivre heureux !
Être heureux, vivre plus longtemps !

« Un homme trop occupé pour prendre soin de sa santé, est comme un mécanicien trop occupé pour prendre soin de ses outils » proverbe espagnol

Nous vivons à une époque et dans une culture où l'emphase est mise sur l'individu qui doit faire de son mieux pour tirer son épingle du jeu. Afin de jouir de tout ce que la vie peut lui offrir, il doit sauter sur toute occasion disponible pour arriver au faîte de la gloire, et être couronné pour son succès. La question clé demeure : Comment savons-nous que nous avons vraiment réussi ? Notre succès est-il fondé sur notre quotient de popularité, notre carnet de banque, du lieu et des personnes avec qui nous vivons… ? Le jury est encore en train de délibérer. A personnes différentes, opinions différentes. Cependant il est clair que nous partageons tous ce point commun : La poursuite du bonheur, du plaisir comme le bien suprême.

La recherche de cette félicité est axée sur 3 faits :

A.) Être libre

B.) Être richement pourvu pour combler tous ses besoins

C.) Jouir d'une bonne santé, d'une longue vie, voire l'immortalité.

Pour y parvenir, nous sommes prêts à investir tout ce que nous sommes et tout ce que nous avons. Nous escomptons toute notre énergie pour trouver le nirvana, pour découvrir ce que nul autre n'a encore trouvé pour étancher notre soif de réussite, de bonheur. A bien considérer, entre ces trois facteurs- la liberté, la prospérité et la santé- la santé prime. Mais, consciemment ou inconsciemment, nous avons tendance à trop embrasser, trop nous étirer, au point de nuire à notre santé qui est notre atout le plus précieux. La façon dont nous classons nos priorités pousse à l'émerveillement. Nous sommes tellement impatients de scorer et de hisser notre palmarès de réussite que nous sommes prêts à mettre en danger la base fondamentale de la vie qui est la santé.

Beaucoup de lecteurs peuvent attester avoir grandi dans une famille où une personne spéciale - Grand Pa, grand-ma, ou un autre membre - a joué un rôle clé dans leur vie. Ainsi, au cours de leurs premières précieuses années, ils ont considéré cette personne comme leur héros. Ils ont même cru que cette personne, unique à leurs yeux, allait vivre éternellement pour les guider toute la vie, ou tout au moins pendant la plus grande partie de leur existence.

Personnellement, mon grand-père représentait cet être spécial. Il était toujours là quand le besoin se faisait sentir pour me conseiller, me guider et m'aider à faire face aux défis de mes premières années sur cette terre. La formule qu'il aimait répéter était : « Soyez en bonne santé, restez en bonne santé et vous vivrez heureux ! »

Compte tenu des connaissances dont il disposait à l'époque, mon grand-père fit de son mieux pour conserver sa santé. Évidemment, comme père de dix enfants, il eut à lutter et à travailler très dur dans des conditions difficiles. Mais, il était un homme heureux. Il était toujours reconnaissant pour le peu qu'il avait et surtout parce qu'il jouissait d'une bonne santé. La santé est le meilleur cadeau de l'homme et sa richesse la plus précieuse. Mais l'horloge du temps demeure inexorable et finit par avoir raison de lui.

De nos jours les gens sont presqu'obsédés par l'idée de découvrir un jour la mine d'or tant vantée qui les rendrait riches. Ils partent donc à la recherche de ce trésor caché au point d'oublier de s'occuper de leur bien-être. Certains n'ont pas le temps de prendre soin d'eux-mêmes, ou s'engagent tête baissée dans des activités nocives pour leur santé. S'ils pensent que cela peut contribuer à leur réussite matérielle, ils n'hésitent pas à entraver leur santé et prendre le risque en question.

Beaucoup continuent de vivre avec la conviction que la fortune et la renommée donneront le bonheur. Mais est-il réaliste qu'on ait tellement soif de bonheur par le biais de la richesse qu'on risque de tomber malade et qu'on ruine la précieuse vie accordée une seule fois ? Idéalement, la plupart d'entre nous seraient ravis d'avoir la garantie d'une vie saine, une vie pleine d'énergie, sans douleurs, sans aucun chagrin, agrémentée par le privilège d'effacer impunément tous les mauvais choix, toutes les mauvaises actions et être capables d'effacer les mauvaises pages et les réécrire quand le besoin se fait sentir.

Que de fois n'avons-nous pas lu ou entendu des cas où des gens vraiment doués, pourvus de grande intelligence, de talents exceptionnels, de richesse, de puissance et de gloire, succomber au pouvoir d'une maladie chronique ou incurable ; les forçant à écouler une existence morne, à subir une vie pénible, saturée de souffrances. Eventuellement, ils s'écartent de leurs proches et de leur communauté et sont finalement emportés dans la tombe par la faucheuse impitoyable. Quelle triste fin pour des personnes qui étaient considérées « bénies » à cause de leurs grandes contributions.

Pensez pour un moment à quelques personnages illustres, très doués, frappés prématurément par la maladie et fauchés par la mort. Ils auraient pu avoir une vie bien longue et bien remplie et nous aurions pu apprécier beaucoup plus leur contribution à la science avec leurs découvertes et leurs inventions.

Malheureusement, ils ont dû flancher à cause des complications de certaines maladies terribles. De toute évidence, la disparition hâtive de ces visionnaires, de ces personnages légendaires, ou entrepreneurs extraordinaires montre comment la santé est indispensable. Parce qu'il ya des facteurs inconnus, des événements imprévus qui peuvent venir influer sur nos vies sans pitié, il est primordial que nous fassions tout ce qui dépend de nous pour conserver notre santé. Puis, si en dépit de nos bonnes dispositions nous sommes la proie de certaines maladies, il y aura au moins le réconfort de savoir que nous avons fait de notre mieux pour rester en bonne santé.

Quoique la vie sur cette terre soit saturée de défis de diverses sources et de différents types, presque tout le monde veut vivre. Pourquoi ? Qu'est-ce qui nous porte généralement à vouloir continuer notre pérégrination terrestre ? Est-ce parce nous tenons à interroger l'avenir, ou sommes-nous si curieux de savoir ce que demain nous réserve ?

Oui, cela va sans dire que nous espérons nous tailler une vie meilleure ; et si cela n'arrive pas pour nous-mêmes, au moins nous le souhaitons pour la prochaine génération.

Parfois, le genre de vie que nous menons peut être considéré par plus d'un comme un pis –aller, en attendant que nous ayons la possibilité d'atteindre notre vrai potentiel, de vivre à la hauteur de notre ambition ; ce à quoi nous pensons avoir droit ; ce pour quoi nous nous sommes préparés pendant de longues années d'étude et / ou de travail

L'homme est né avec l'instinct de protection, de préservation. Nous sommes impatients d'avoir une vie jugée « normale » avec des points de référence. Dans cette quête de vie éternelle de plaisir et de succès, réside une hypothèse sous-jacente, une condition commune préalable : la conservation de sa santé.

En effet, si nous avons une excellente santé, nous éliminons d'emblée les facteurs qui limitent la vie. Nous pouvons donc viser l'excellence dans tous les domaines. Nous pouvons travailler, nous atteler à poursuivre le bien-être, voyager, nous éduquer, aller nous promener et apprécier tous les aspects de la Nature, être sociables et sympathiques, faire des plans et les exécuter… Mais confrontés aux maladies, selon leur gravité, les plans personnels peuvent se retrouver modifiés, mis en veilleuse ou abandonnés complètement. Il est clair qu'il existe une relation synergique entre la santé et une vie utile.

La santé telle que perçue par l'homme

« Je sais dans mon cœur que l'homme est bon.
Ce qui est juste finira toujours par triompher.
Et c'est là le but et la valeur de chaque vie »

Cette citation du président Ronald Reagan reflète en quelque sorte la philosophie d'une majorité de personnes. Nous poursuivons la vie avec cette motivation, même si tout n'est pas encore défini. En fait, nous entendons souvent ce dicton « *une vie sans but n'est pas digne d'être vécue* ». Se réveiller chaque matin sans aucun plan, aucun but personnel ou communautaire est déprimant. Nous passons toute notre existence à courir après quelque chose de grand et de mieux que ce que nous avons. Nous sentons que nous devons avoir un objectif, même s'il n'est pas clairement défini.

En ce moment, si je devais vous demander de me dire quel est le point commun entre les personnes suivantes telles que Nelson Mandela, Jean Hus, Abraham Lincoln et Martin Luther King, Jr. ? Je suis convaincu que la plupart d'entre vous citeraient quelques caractéristiques clés telles que le courage, la bravoure, la persévérance … Et tout cela serait formidable.

Mais dans l'ensemble, le ciment qui les unit, c'est le fait qu'ils avaient des rêves. Malgré les épreuves et les tribulations, ils ont eu une raison de vivre, un but qui transcende les situations difficiles qu'ils ont dû endurer au cours de leur traversée sur cette planète. Avec ce point de vue à l'esprit, je me suis mis à questionner mes amis pour savoir pourquoi ils vivent. Me basant sur leurs expériences et réflexions personnelles, les réponses que j'ai reçues étaient à peu de choses près :

Je vis pour l'amour

Je vis pour aider les autres

Je vis pour faire une différence positive dans la vie des autres

Je vis pour apprécier la beauté.

Je vis pour profiter de mon environnement, de la Nature

Je vis pour profiter de tout ce qui est disponible

Je vis parce que je suis en vie

Je vis pour explorer tout ce qui m'entoure

Je vis pour poursuivre l'inconnu

Je vis parce que j'ai certains objectifs à atteindre

Je vis pour tenter de conquérir, « tuer » la mort, et devenir immortel

Je vis pour rendre gloire au Tout-Puissant

Je vis parce que je m'attends à ce que les choses soient bien meilleures

Je vis pour rester heureux et garder mon attitude positive.

Je vis parce qu'on a besoin de moi

Je vis pour dessiner mon propre tableau sur la toile de la vie

Je vis pour me servir de la vie comme d'un écran sur lequel je peux projeter mes propres actions.

Selon le Dallai Lama, « *Le but de nos vies est d'être heureux* ». Nous vivons pour explorer, repousser les limites imposées, défier l'interdit, et œuvrer pour satisfaire notre curiosité.

En résumé, nous pouvons tous trouver une bonne raison qui nous encourage à vivre. Évidemment, si nous pouvons avoir la garantie d'une vie impérissable, d'une jeunesse perpétuelle, parée de beauté, dénuée de tout trouble et de toute souffrance, sur une île paradisiaque avec la possibilité de poursuivre nos rêves les plus fous, et d'apporter des modifications au gré de nos caprices, voila ce que nous aurions choisi.

Mais la réalité est totalement différente. Nous pouvons faire tous les plans possibles, nous pouvons avoir toutes sortes de projets, nous pouvons préparer d'excellentes feuilles de route pour le succès, mais un facteur clé détermine l'importance et la validité de notre succès et de nos prouesses : nous devons rester en vie et jouir d'une bonne santé.

M. Steve Jobs est le parfait exemple. A 56 ans, en tant que Directeur général de la compagnie Apple, il a dû nous quitter à cause des complications d'un cancer du pancréas. Nous ne pouvons jamais accepter le fait que malgré la force du désir de vivre qui habite en nous, tout est fonction de notre santé. Elle demeure indispensable pour nous permettre de nous adonner à nos loisirs, nos passe-temps favoris, ce que nous aimons le plus. Confrontés aux pires défis, dans l'ensemble, la vie est beaucoup plus facilement acceptée ou appréciée lorsque nous sommes en bonne santé.

Si nous sommes malades, si la douleur, les courbatures, le malaise, la fatigue, les conditions incurables nous rongent ; la vie devient une corvée, un fardeau insupportable. Par conséquent, il est un fait indiscutable résumé de façon éloquente par Mahatma Gandhi, qui nous rappelle que « c'est la santé qui est la vraie richesse et non pas les pièces d'or et d'argent. »

La santé : un ensemble synergique

Une vie saine comprend trois principaux composants : la santé physique, la santé mentale et la santé spirituelle / socio culturelle. On ne peut pas les séparer. Car le bien-être complet dépend de plusieurs facteurs, dont certains prennent prééminence sur d'autres.

A.) **La santé physique** :

Elle tient compte de notre nourriture, nos habitudes alimentaires, notre poids par rapport à notre taille et notre genre. Elle dépend aussi de certaines habitudes et des risques tels : les médicaments, la consommation d'alcool, le tabagisme, la conduite sexuelle, l'eau potable, les habitudes de sommeil, nos gènes, la place de l'exercice dans notre mode de vie, la situation géographique, le quartier dans lequel nous habitons, la sécurité, le niveau de stress et de gestion, notre situation financière, la gestion de nos dettes, notre niveau d'éducation, notre profession, notre emploi, notre tranche de revenu, la disponibilité des soins de santé et leur utilisation, notre niveau de sociabilité et nos relations avec les autres.

En résumé

La Santé comprend une variété de facteurs tels : l'attitude, le poids, le régime alimentaire, la nutrition, le processus de vieillissement, les suppléments, les médicaments, la condition de la peau, les soins dentaires, les habitudes de sommeil, le taux d'activités en plein air, l'habileté de jouir et se créer du simple plaisir, le sens d'accomplissement, l'équité, la qualité des habitudes quotidiennes, la capacité de viser à son bien-être sans être pour autant égoïste et arrogant, les soins dentaires, l'hygiène mentale, la sécurité, l'estime de soi, l'auto motivation, les loisirs / passe-temps, etc.

B.) **La santé mentale** est définie par l'Organisation mondiale de la Santé comme « *un état de bien-être dans lequel l'individu se rend compte de ses propres capacités, peut faire face à des contraintes normales de la vie, accomplir un travail productif et fructueux et est en mesure d'apporter une contribution à sa communauté* ». Alors que nous vivons dans un monde bouleversé par tout un éventail de problèmes, l'équilibre mental s'avère absolument important. Mais la définition d'une condition mentale normale en soi est un défi. Les critères de fonctionnement pour l'apprécier sont subjectifs. Contentons-nous de dire que la santé mentale satisfaisante réside dans l'habileté de chacun de fonctionner dans la famille, la communauté, et la société de façon satisfaisante, et acceptable. C'est un mode de vie compatible avec la vie de son entourage.

C.) **La Santé spirituelle**

Elle pourrait être définie comme un état dans lequel tout individu est en mesure de faire face aux défis de la vie au mieux de ses capacités, tout en tenant compte de ses limites et reconnaissant l'existence d'un Être transcendant ou suprême qui maitrise et oriente en fin de compte toutes choses.

Retenons ceci

Une personne est équilibrée lorsque son corps, son esprit et toutes ses facultés arrivent à fonctionner harmonieusement pour son plein épanouissement.

Dans le contexte culturel actuel tout le monde cherche à inventer ou à découvrir les paramètres d'un fonctionnement optimum, expérimenter la vie pleinement et être réellement efficace. Le refrain que nous entendons souvent ou lisons, décrit la nécessité, le droit de « jouir de la vie ». Il y a eu des écrits importants sur la façon de « profiter de la vie ».

En règle générale, pour la plupart d'entre nous, cela signifie découvrir les voies et moyens de se procurer du plaisir à profusion, de s'y livrer à corps perdu, de dévorer, déguster tout ce qui est à notre portée.

Cette approche peut émousser notre notion de valeurs alors que nous sommes anxieux d'explorer, de goûter au nectar de la vie afin d'essayer de découvrir les diverses sources de plaisir qui débouchent sur le bonheur. C'est un fort désir narcissique que de prendre soin de soi avec la question toujours présente « en quoi telle ou telle activité peut me procurer du plaisir ? Qu'est ce qui peut me divertir, et contribuer à ma quête permanente de félicité ? »

Selon la philosophie contemporaine, nous avons droit à une telle odyssée ; nous avons tendance à croire qu'un tel bonheur est accessible en voulant acquérir tout ce qui courtise les méandres de notre imagination fertile, tout ce à quoi nous osons penser ou désirer. Mais combien s'instruisent et utilisent leurs connaissances afin de maximiser la qualité de vie de tous les habitants de cette planète ?

La plupart d'entre nous continuent tête baissée, poursuivant inlassablement leur quête des choses matérielles pour définir leur vie. Et si jamais les choses ne fonctionnent pas comme prévu, nous blâmons les autres, les circonstances, la Nature, etc. pour justifier certaines de nos lacunes. Nous avons besoin d'excuses pour combler l'abîme entre la réalité et nos attentes.

Malgré tous les progrès de la science et les recherches éblouissantes, l'homme reste un être fini qui ne peut pas prévoir l'avenir. Des événements imprévus peuvent faire dérailler notre cheminement vers notre destination désirée. Selon Benjamin Disraeli, « *les circonstances sont hors du contrôle humain, mais notre comportement est en notre pouvoir* ». Cela confirme le fait que si dans de nombreux cas les choses peuvent se passer selon nos choix, nos actions, ou nos atermoiements, nous devons aussi reconnaître qu'il ya des circonstances qui restent encore hors de notre contrôle. Certains faits dans la nature sont imprévisibles.

Le concept de la jouissance dans la Santé

Il est nécessaire de réfléchir davantage sur la signification du mot « jouissance ». Jouir de la vie, ce n'est point « profiter » de tout pour satisfaire ses inclinations égoïstes, c'est surtout et d'abord « admirer », « apprécier », « chérir », à sa juste valeur tout ce qui est sur notre passage… Le fait pour nous d'être vivants et en bonne santé devrait nous amener à apprécier la vie comme un don précieux. Il ne faut pas prendre la vie pour un acquis. La vie nous a été donnée afin que nous puissions faire un impact positif sur la vie des autres, contribuer à l'amélioration de l'humanité et de notre environnement autant que faire se peut. La jouissance de cette vie devrait être considérée comme un privilège et vécue comme tel.

Dans un monde où l'égoïsme tend à être la principale monnaie d'échange interrelationnelle, il est temps pour nous de nous arrêter et de repenser nos valeurs, nos approches et nos objectifs sur cette planète. Il faut quelques principes de base pour nous aider à y naviguer.

Tout le monde devrait avoir certaines valeurs fondamentales et les respecter afin que la vie lui soit agréable. La vie ne consiste pas principalement à « obtenir », à « user », « manipuler » « exploiter », mais aussi à « fournir, pourvoir, promouvoir », « aider ». Il ne s'agit pas seulement de « prendre » mais surtout de « donner ». Il ne s'agit pas de se jouer des autres, mais de les aider… Après tout, quand nous donnons tout, cela rebondit et nous en bénéficions pleinement.

Cela fait partie intégrante de la « Molécule de la Morale » et exige le renoncement de soi, le courage, le dévouement, la discipline, l'endurance, la détermination, l'intégrité et la bonne attitude. Ces valeurs permettent de continuer sur la même voie en dépit des obstacles, même si les faits semblent affirmer que cela ne vaut pas la peine. Toute réalisation de valeur exige de l'effort et de la persévérance. Il faut nous battre, voire nous dépouiller, nous donner sang et eau pour l'obtenir et le garder. Ce que nous avons obtenu nécessite une lutte rien que pour le maintenir.

Conséquences des choix pour une bonne santé

Ce titre peut paraître interrogateur à plus d'un. Toutefois, il est impossible de ne pas s'y référer si l'on veut tenir compte des conseils précédemment présentés.

En effet, les mesures à adopter pour rester en bonne santé peuvent même nous sembler étranges parfois. Elles peuvent exiger un recul sur soi, accepter à être ignoré, être traité injustement, et même jugé bizarrement. Car, le point d'ancrage pour la survie est un concept de soi balancé qui aide chacun à garder le cap, à rester fidèle à ses valeurs, même si le monde entier peut vouloir se liguer et œuvrer pour son échec, même si les premiers bénéficiaires de ses sacrifices lui vouent une haine viscérale.

Nous devrons être assez mature pour décider de ne pas être une source de perturbation, d'ennuis pour les autres, ne pas fomenter le trouble, la colère, la division ou la discorde entre les gens. Il nous faudra plutôt être des agents de la paix, être prompts à dire de bonnes choses en faveur des autres, tout en refusant de joindre nos suffrages aux commérages, à la diffusion de commentaires désobligeants qui causent douleur et haine à autrui.

Pour conserver sa santé, nous devons apprendre à ne pas toujours nous prendre trop au sérieux, ne pas faire une montagne de chaque petite chose. Il est bon d'être discipliné et d'avoir un plan, mais tout ne peut pas toujours être planifié et exécuté à la lettre. L'on connaitra des échecs sur sa trajectoire. Il y aura des mésaventures. Apprenons à traiter avec les autres sans dramatiser chaque fait de la vie. Il faut savoir générer et garder un ton positif, une atmosphère paisible dans son environnement. Nous ne savons pas ce que l'avenir nous réserve, mais nous pouvons ensemble le construire et ne jamais contribuer à le rendre misérable pour les autres.

Etre en bonne santé est un don précieux pour lequel notre pleine coopération s'avère indispensable afin de le maintenir et produire une harmonie et une coopération totales entre notre esprit, notre corps et notre âme. Nous sommes tirés dans des directions diverses et devons constamment faire certains choix difficiles.

Lorsque l'esprit, l'âme et le corps coopèrent harmonieusement, la vie devient une fête. L'esprit qui triomphe sur les inclinations du corps et les émotions mesquines produit la résolution des conflits que le corps s'était imposé. La santé est donc une combinaison de faits et chaque ingrédient est important pour un tout parfait.

La Santé Au Bout de Vos Doigts

CHAPITRE V

Nutrition et Santé

« Votre santé est dans votre assiette. »

Les habitants des pays développés peuvent être fiers de vivre dans l'abondance, de jouir d'une vaste production alimentaire, de bénéficier des dernières innovations technologiques en matière de nutrition. Ils se targuent d'être bien nourris.

Grace aux dernières technologies, ils peuvent opérer des changements impressionnants, promouvoir des chaînes de restaurants qui offrent des aliments peu couteux et rapides. Ces aliments sont transformés à un rythme accéléré ; les menus très variés foisonnent de graisses, de sel, de sucre, de farine blanche, de viande transformée, de produits laitiers gras, et de boissons gazeuses …Il ne faut pas oublier les assaisonnements chargés de sucres, d'édulcorants et de sel ; le tout est disponible à un claquement de doigts.

Nous sommes tellement sophistiqués que nous utilisons notre voiture pour couvrir quelques quartiers, en guise d'une bonne marche à pieds qui nous aurait fait du bien. Notre meilleure activité sportive est de surfer les différentes chaines de la télévision ou naviguer sur la toile. Notre fruit préféré est la tarte aux pommes. Nous pouvons brandir une pilule pour chaque symptôme. Oh quel soulagement ! Il n'y a pas de temps non plus pour préparer des repas « bio » c'est-a-dire dépourvus d'additifs alimentaires ou d'ingrédients chimiques de synthèse. Ça, c'est vieux jeu ! Maintenant c'est la belle vie !

Si tel était le raisonnement de beaucoup de gens au départ, le résultat n'est guère flatteur. Ces changements apportés dans le style de vie et dans la consommation des aliments, coïncident également avec une augmentation de maladies comme le diabète, l'hypertension, le cancer, la maladie coronarienne, et l'obésité avec toutes les complications que cela comporte.

Alors nous devenons vulnérables, sujets à des troubles considérables qui mettent en risque notre bien-être.

De ce fait, il devient impératif de faire une réévaluation de la situation et une réforme dans notre approche des problèmes de santé. Il n'est pas exagéré de conclure qu'il existe une relation entre ce que nous mangeons et notre état de santé.

Le modèle nutritionnel idéal

Scientifiquement parlant, ce que nous mangeons affecte notre santé et détermine la qualité et la durée de notre vie. Selon certains spécialistes de la question, l'augmentation actuelle des maladies non transmissibles est due non seulement à la quantité de nourriture que nous consommons, mais aussi à sa qualité. Toutefois, certaines interrogations demeurent : Existe-t-il un modèle nutritionnel idéal ? Comment avoir une alimentation saine et balancée ? Comment définir les principes d'une bonne nutrition pour la population ? En d'autres termes, pourquoi mangeons-nous ?

Il peut être défini de diverses manières : alimentation saine, de saines habitudes alimentaires, pyramide alimentaire … la question principale est de savoir comment définir la bonne nutrition pour la population.

Pourquoi devons-nous manger ?

Il est à noter que si beaucoup d'entre nous aiment manger, un grand nombre d'entre nous oublient pourquoi nous mangeons. La principale raison pour laquelle nous consommons des aliments est de nous nourrir de façon adéquate, d'obtenir assez d'énergie pour être en bonne santé, pour mener à bien nos tâches quotidiennes en tant que membre de la race humaine, et pour être en mesure de faire face aux défis de la vie. Donc, nous devrions choisir des aliments en fonction de notre constitution physique, notre type sanguin, nos besoins énergétiques afin d'accomplir nos tâches quotidiennes.

Malheureusement, la plupart des aliments qui sont facilement accessibles, d'un prix abordable, pour un petit-déjeuner, une collation, et un dîner à la vanité, sont généralement remplis de sel, de sucre et de graisses. Les fritures, la farine blanche, le lait entier, le fromage et les produits raffinés ne sont pas les meilleurs aliments nutritifs pour notre organisme. Ils manquent de nutriments essentiels, de vitamines, de minéraux et d'autres ingrédients pour garder notre système immunitaire fort, et nous protéger contre diverses maladies.

Dans notre odyssée vers une excellente santé et un poids stable, la notion de prévention, plutôt que l'intervention demeure primordiale pour tout travailleur de la santé responsable. Nous ne pouvons pas continuer à nous duper et croire que le temps perdu peut se rattraper. Economisons de préférence en pratiquant la prévention.

A.) **La valeur nutritive des aliments** : Il est naturel que l'être humain soit attiré par les aliments en fonction de leur apparence, leur couleur, leur odeur, leur goût, leur disponibilité et les souvenirs qui les accompagnent. Cependant, quand il s'agit de notre santé, tous les aliments ne sont pas au même niveau dans la pyramide nutritionnelle, car ils ne sont pas tous nutritifs. Certaines nourritures sont excellentes, d'autres ne le sont pas ; certaines nous aident à perdre du poids, d'autres ne le font pas.

L'objectif principal doit toujours être de manger pour rester en bonne santé, afin de faciliter notre métabolisme et le mécanisme de réparation de notre corps. Les aliments nutritionnels recommandés sont appelés : « *aliments riches en nutriments* », ce qui signifie que ces aliments sont généralement plus riches en valeurs nutritives qu'en calories. Nous avons habituellement tendance à nous fier aux apparences, à ce qui satisfait nos palais et nous procure une certaine délectation. En matière nutritive, il existe une relation inverse entre les valeurs nutritionnelles et le nombre de calories, sans nécessairement avoir à sacrifier le goût. Donc, quand il s'agit de la nutrition, si quelqu'un veut jouir d'une excellente santé, tout en maintenant un poids idéal, il doit pratiquer la consommation d'aliments riches en nutriments tels que les légumes (de préférence : un mélange de légumes frais cuits et crus), les salades proprement nettoyées, les céréales non transformées, les légumineuses, les fruits entiers, le poisson, les œufs, les produits laitiers faibles en matières grasses ou sans matières grasses, ainsi que certains suppléments vitaminés.

Les aliments riches en nutriments vous gardent en santé, vous rendent énergiques, vous aident à perdre du poids, à contrôler la glycémie, le taux de cholestérol, etc. Les "malbouffes » (Junk Food, Finger Food) dont nous sommes friands, parce que plus « faciles » d'accès ou de préparation, sont à éviter autant que possible. Ils sont hautement transformés, riches en sel, en graisses saturées, en sucres, en produits chimiques et en additifs alimentaires (colorants, texturants, gélifiants, stabilisants…)

Ils contribuent à un excès de poids, à l'obésité, et diverses autres maladies et complications de santé.

Les critères de sélection pour des aliments sains et nutritifs doivent tenir compte du pourcentage d'hydrates de carbone (glucides), le pourcentage de protéines, le pourcentage de matières grasses, y compris la différence entre les graisses saturées (non recommandées), ainsi que la quantité de nutriments bénéfiques tels que les vitamines, les minéraux et l'eau. Ces critères peuvent nous guider dans notre choix. Afin de rendre ce concept plus facile à saisir, de nombreuses institutions, y compris le Département Américain de l'Agriculture, plusieurs autres institutions renommées et des leaders dans le domaine de la santé se sont attelés à résumer toutes ces recommandations dans ce qu'on appelle une « *pyramide alimentaire* ».

Le mot pyramide est aussi vieux que l'histoire. Il est surtout lié aux tombes égyptiennes. Par la suite, il est devenu familier à beaucoup de gens. La pyramide alimentaire vise à montrer comment:

- parvenir à une alimentation équilibrée,
- utiliser les éléments nutritifs au maximum
- maximiser le fonctionnement de notre organisme
- combiner les aliments de manière quotidienne.

La pyramide va en sens décroissant : les aliments les plus nutritifs se retrouvant largement à la base et les aliments les moins recommandés se retrouvant parcimonieusement en haut.

De nos jours, la pyramide alimentaire a été valablement remplacée par une « *assiette alimentaire* ». Mais l'idée demeure la même : choisir une diète saine.

En dehors des données tirées de la Pyramide du Département de l'Agriculture Américain (USDA), d'autres classifications ont été soumises aux consommateurs. Leur objectif commun est de nous maintenir en bonne santé. Cependant, quelques controverses existent quant à la répartition et au pourcentage des aliments dans la pyramide (l'assiette alimentaire) idéale. Déterminer le pourcentage de légumes, fruits, céréales, protéines, graisses dans l'assiette idéale reste encore un défi.

L'essentiel est de réaliser que la pyramide (l'assiette alimentaire) n'est pas une formule magique, un passe partout parfait convenant à toutes les situations et à tous. Le nombre de calories consommé par jour, et par voie de conséquence la pyramide alimentaire idéale, dépendent du sexe, de l'âge, du poids actuel, du poids désiré, de la taille, aussi bien que du niveau d'activités et du style de vie.

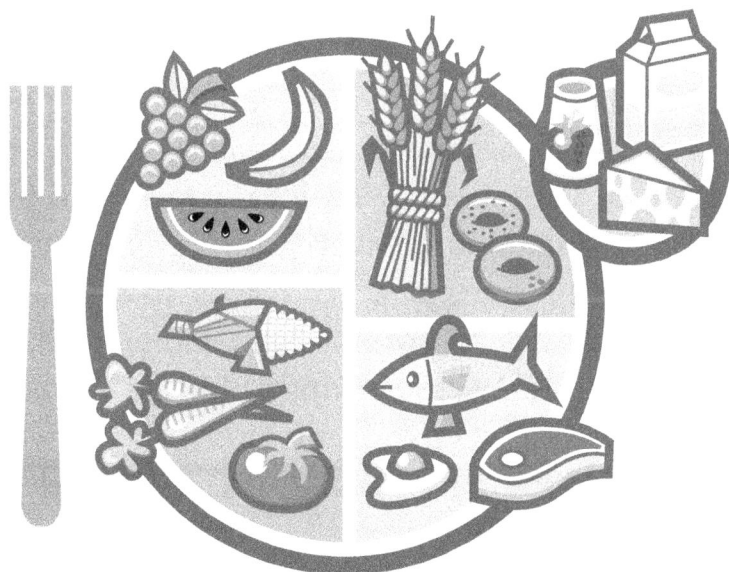

Prêtez également attention aux autres facteurs qui déterminent la vie de chacun. Si les aliments jouent un rôle majeur dans notre santé, ils ne constituent pas les seuls composants pour une santé excellente ; non plus ne sont-ils des garants de longévité.

B.) **Rôle des aliments dans la santé**

L'être humain est sociable de nature. Il est normal que la majorité de ses activités aient une composante sociale et qu'il se plaise à manger et boire en bonne compagnie. S'alimenter est nécessaire à la vie. L'important est de veiller à la quantité et la qualité de ce que nous consommons.

La révolution dans l'industrie alimentaire a facilité l'accès aux produits de consommation. Si les prix sont plus ou moins raisonnables, là s'arrête leur démarche. En fait, les aliments qui conviennent à notre santé et à notre bien-être ne sont pas disponibles dans tous les quartiers, et parfois plus coûteux. De plus, un nombre imposant de la nouvelle génération ne se soucient même pas de cuisiner. C'est la génération « micro-ondes », qui préfère se rendre à son malbouffe favori à son réveil, plutôt que de se préparer un repas nutritif. Il n'est pas rare de voir s'allonger la file des consommateurs, le matin, dans un Starbuck, Mc DO, Burger King, Dunken Donut, ou Kentucky Fried Chicken… Ils s'y rendent dans le but de se procurer des aliments qui sont préparés rapidement, facilement disponibles ; pour s'offrir un peu de café, de chocolats, des sodas, des beignets, du pain blanc, etc. La même routine se répètera à longueur de journée et même au moment de dîner.

Ainsi, les gens peuvent consacrer leur temps aux activités de loisir : envoi de messages instantanés, de courriels, utilisation de jeux vidéos, conversations sans fin au téléphone tout en écoutant leur musique favorite, ou / et révisant ce qui est nouveau sur le petit écran ou sur U-tube préféré etc.

Ce type d'alimentation, tout en les remplissant de calories vides, est devenu la tendance actuelle, partie intégrante de leur diète et de leurs habitudes. Ils deviennent dépendants de ces aliments vides de substance nutritive, prennent du poids, sont enclins à être malades et subissent toutes sortes de malaises et de symptômes. Le pire, ils semblent croire que leur habitude alimentaire est la norme dont ils ne peuvent s'affranchir.

Le meilleur moyen d'inverser la situation est de commencer à éduquer la population et avertir les consommateurs des risques qu'ils encourent. Nous avons besoin de lancer une campagne sur tous les fronts : à la maison, dans les écoles, les églises, les rencontres sociales, les collèges, les universités, au travail, et partout. Les gens ont besoin de savoir quels types d'aliments sont bénéfiques à leur consommation : les produits naturels, privés de produits chimiques, de graisses, des excès de sel et de sucre.

C.) **La Dégradation des nutriments**

Pour que notre organisme fonctionne correctement, il faut de l'énergie. Les principales sources énergétiques pour le corps sont les glucides, les lipides et les protéines.

L'hydrate de carbone (**les glucides**) fournit une grande partie de l'énergie nécessaire. Il est divisé en 2 catégories : les glucides simples et les glucides complexes. Les glucides simples se dégradent facilement dans notre système. Les exemples de glucides simples comprennent le fructose (fruits et légumes), le lactose trouvé dans les produits laitiers, le galactose contenu dans le lait et ses dérivés, le maltose trouvé dans certains légumes et des bières et du saccharose (sucre de table).

Les glucides complexes comprennent les glucides digestibles et les glucides indigestibles. Les glucides complexes prennent plus de temps à digérer et sont riches en fibres, en vitamines et minéraux. Les exemples incluent les légumes, les pâtes de blé, les pommes de terre, les pains à base de grains entiers, et le riz brun. Les hydrates de carbone comprennent les sucres ou féculents, les céréales non transformées, les grains, de l'amidon raffiné, du lactose et du fructose. L'hydrate de carbone *complexe* contient 4 kilocalories d'énergie par gramme et prend plus de temps à se décomposer dans le corps. Alors, quand quelqu'un se sent faible, affamé, le moyen le plus rapide pour satisfaire un tel besoin est de prendre une collation habituellement faite de glucides simples *(un bonbon, une barre chocolatée qui passe vite dans votre circulation et vous donne la satisfaction immédiate que vous cherchez ; mais en même temps augmente votre sucre, par exemple).*

Les Lipides

Les matières grasses connues sous le nom de lipides sont une autre source d'énergie. Les lipides figurent parmi les nutriments essentiels chez l'homme. Ils fournissent des carburants indispensables et représentent la source de chaleur pour le corps à un taux de 9 kilocalories d'énergie par gramme. Ils jouent leur rôle de réserve d'énergie et apportent leur soutien aux glucides quand ils font défaut. Les lipides fournissent et facilitent le transport de certaines vitamines ; aident à utiliser d'autres composants dans notre corps. Toutefois, ils doivent être consommés en quantité modérée. Ils contribuent à fournir beaucoup de calories à l'organisme et affectent les artères.

Donc, les problèmes commencent à se signaler quand nous absorbons dans notre système une quantité de graisse qui est beaucoup plus que ce qui est nécessaire. L'excédent est stocké et le résultat est un gain de poids, l'occlusion des artères, l'obésité et les multiples cas de maladie.

Les Protéines

La troisième source d'énergie pour le genre humain provient des protéines qui sont aussi appelées « éléments bâtisseurs » des cellules et des tissus. Notre corps subit constamment le processus de la transformation, la croissance, les changements métaboliques et biologiques. En fait, les protéines jouent un rôle crucial dans notre développement et la croissance des cellules de notre corps, y compris notre peau, les muscles et la réparation des tissus. Les sources de protéines incluent non seulement la viande comme le poulet, le bœuf, le poisson, mais aussi le lait, les œufs, les céréales, le pain, les pois et les noix, ou une combinaison de riz contenant assez d'haricots, les pâtes, et le fromage, etc.

Les Suppléments

A part les lipides, les protéines et les glucides qui forment les macronutriments comme sources d'énergie, nous avons aussi les micronutriments tels que les vitamines et les minéraux.

Dans un monde parfait, tout irait bien et nous vivrions heureux pour toujours. Mais tel n'est pas le cas. Les sources d'intoxication (ou d'empoisonnement) pullulent. Nous sommes entourés de tout ce qui peut nuire à notre santé. Nous nous contaminons dans la nourriture, l'air, l'eau, la peau, les médicaments et l'auto-intoxication. La qualité du sol utilisé, les produits chimiques, le mode de croissance de nos aliments et la façon d'élever les animaux, autant de facteurs qui nous empêchent de vivre une santé optimale.

Pour diverses raisons : le style de vie que nous menons, le niveau de stress auquel nous sommes soumis, le type de consommation alimentaire que nous faisons, ne nous permettent pas toujours d'avoir tous les suppléments recommandés.

Pour diverses raisons, notre corps peut manquer, par exemple, des vitamines et minéraux nécessaires. Les aliments disponibles sont modifiés par de nombreuses manipulations industrielles. C'est pourquoi les suppléments de multi vitamines sont également recommandés.

Cependant, tout supplément, pour qu'il soit efficace, doit être choisi avec soin, à partir de certains critères, d'une source digne de confiance pour qu'il soit efficace. Sinon, il fera son parcours tout au long du tube digestif et sortira, comme il avait été avalé, sans être absorbé. Les suppléments vitaminés mal choisis ne produiront pas l'effet désiré. Prudence est mère de sûreté !

D.) Le rôle des enzymes dans la nutrition

Nous avons clairement établi le fait que les nutriments sont essentiels au fonctionnement du corps humain. Source d'énergie, ils sont apportés quotidiennement à l'organisme par les glucides, les protéines et les graisses.

L'absorption correcte des nutriments, se fait grâce aux enzymes naturelles. Ces enzymes décomposent les graisses ingérées, les glucides simples et complexes, et les protéines en des particules qui peuvent être absorbées et digérées par notre système digestif.

Les enzymes jouent un rôle dans le nettoyage de notre sang, en stimulant notre système immunitaire, en éliminant les toxines, et aussi en intervenant dans la gestion du stress. Elles sont impliquées essentiellement dans toutes les fonctions du corps. . Avec l'effet de l'âge et la qualité de nourriture que nous consommons, nous accusons une lacune considérable en enzymes.

Les enzymes sont divisées en plusieurs catégories :

• Les enzymes digestives qui travaillent pour la digestion,

• Les enzymes alimentaires fournies par les aliments crus et

• Les enzymes métaboliques qui jouent un rôle clé dans les différents organes vitaux, les tissus et les vaisseaux sanguins.

Les enzymes sont affectées à des tâches différentes dans l'organisme :

Les Lactases pour digérer le lactose du lait

Les Protéases pour digérer les protéines,

Les Amylases pour digérer les glucides, les amidons

Les Lipases pour décomposer les graisses.

Les Cellulases pour briser les fibres

Les Maltases pour briser les grains

Les Sucrases pour décomposer les sucres

Compte tenu de la réaction biochimique qu'elles produisent, On peut aussi classer les enzymes en six Categories (isomérases, oxydoréductases, transférases, hydrolases, ligases, lyases,).

Il est primordial que nous prenions les différents types d'enzymes en quantité suffisante afin d'aider à la bonne digestion des aliments et réduire la possibilité de tomber malade.

Les enzymes facilitent une bonne digestion et se retrouvent plus facilement dans les aliments crus. Malheureusement, le monde industrialisé priorise les aliments agréables au goût, saturés de graisses, de sucres, et de sel ; des aliments hautement transformés et raffinés.

Alors, les gens qui ont des maladies aiguës et chroniques, qui sont immunodéprimés, obèses, ou qui souffrent d'un dysfonctionnement du système endocrinien, sont sujets aux infections etc. Ils devraient envisager un supplément d'enzymes après en avoir discuté avec leur fournisseur de soins de santé.

La meilleure recommandation est de prendre des enzymes en cas d'extrême nécessité. Le mieux serait de choisir un type d'alimentation de qualité qui contienne une vaste gamme d'enzymes, capables de résister à l'environnement acide de l'estomac.

Le rôle de l'alcool ?

Soulignons en passant que le corps humain a également la capacité de transformer une petite quantité d'alcool en énergie.

En résumé, nous avons besoin des huiles, des minéraux, et d'une quantité adéquate d'eau pour aider à diverses réactions chimiques, éliminer les déchets et réguler notre température corporelle. C'est le moment de se rappeler la fameuse citation d'Hippocrate: « *Que ta nourriture soit ton médicament et ton médicament soit ta nourriture* »

La clé d'une vie saine et bien équilibrée est de trouver la bonne combinaison qui maximisera notre nutrition en s'assurant que la quantité de calories absorbées est égale ou inferieure au nombre de calories dépensées

E.) Satisfaction des Besoins Nutritifs

En matière de nourriture, Le secret est de puiser tous les nutriments à travers les différentes familles d'aliments. Il faut s'arranger pour trouver la bonne combinaison afin d'avoir une nutrition maximale avec peu de calories. Alors la tâche consiste à examiner les familles d'aliments et ce qui convient pour satisfaire vos besoins nutritifs au quotidien:

1. **Besoin de glucides** Les sources de féculents sont les légumes secs, les céréales, le pain, les pommes de terre, le riz, les pâtes, etc. La clef dépend de la quantité et de la qualité de la préparation. Par exemple, il n'y a aucun inconvénient à manger du pain. Mais il faut éviter le pain blanc; de même pour le riz, la formule complète est meilleure pour la santé. Evitez le riz blanc, les sodas, les confiseries, les pâtisseries, les glaces, les desserts lactés et les excès de sucre et de sel.

2. **Besoin de lipides** Les sources de lipides sont les poissons, les viandes, les œufs, le fromage, la charcuterie, la pâtisserie, le beurre, l'huile… Encore une fois, la même recommandation vous est donnée : consommez modérément pour éviter de gagner du poids et affecter vos vaisseaux sanguins.

3. **Besoin de protéines** Les sources de protéines sont les viandes, les produits laitiers, les légumineuses. Il faut privilégier les poissons (peu de graisses saturées), ayant plutôt des bonnes graisses, dont des omégas 3 avec une même teneur en protéines que les viandes) et les viandes blanches. Le blanc de poulet ne contient que 5-10% de graisses et la dinde en contient encore moins.

Tout compte fait on ne peut pas démoniser telle ou telle catégorie de nourriture. Ce qui importe est de savoir piocher pour avoir une bonne variété dans votre assiette en tenant compte de la portion, du nombre de calories et du type de nourriture choisie. Le mot d'ordre est :

Variété,

Qualité,

Quantité

Régularité

Il faut s'assurer qu'on dépense au moins autant de calories que l'on en consomme dans son alimentation. Si tous les facteurs en place sont équilibrés dans votre alimentation, vous vous protégerez contre diverses maladies, y compris les carences en vitamines, une mémoire défaillante, une faiblesse généralisée, des engourdissements, etc.

Le régime optimal consiste à déterminer les calories nécessaires pour maintenir le poids idéal, tout en profitant de la vie selon le style de vie qui convient le mieux à chacun.

F.) Equilibre Nutritionnel et Style de Vie

Le style de vie à adopter comprend :

a.) avoir une alimentation saine et balancée,

b.) faire de l'exercice physique de façon adéquate et au quotidien,

c.) dormir à des heures régulières,

d.) cultiver des habitudes saines : aucune ou très peu de consommation d'alcool, ne pas fumer, boire 6-8 verres d'eau potable par jour,

e.) gérer sa spiritualité tout en évoluant dans un environnement souhaité et agréable en adoptant une bonne attitude en toute circonstance.

Différentes courses, différents choix pour des gens différents.

À l'ère du village planétaire, ou du melting-pot, il est intéressant de noter que nos types d'aliments, nos menus et recettes et la consommation de ces aliments varient avec l'âge, les antécédents culturels, la situation géographique et même la situation financière. Néanmoins, tout en tenant compte des facteurs socioculturels, il faut éviter le sucre, le sel, les excès de graisses, les aliments transformés, les graisses saturées et la vie sédentaire, et être prudent avec le pain blanc, la viande et les produits laitiers.

La préférence devrait être accordée aux fibres, aux fruits frais, aux légumineuses, et aux féculents. Les légumes, les viandes maigres, les fruits de mer, les vitamines et les suppléments : le calcium et la vitamine D (les meilleures sources de choix sont l'alimentation), la vitamine B12, l'acide folique, le CoQ10, le zinc, le magnésium, l'Oméga 3, l'Omega 6 méritent une place princière dans notre régime alimentaire. Les sources sont : les poissons sauvages, les saumons capturés, sardines, le thon, le maquereau, le hareng … les œufs, le lait, la viande de bœuf, de cabri, ou d'agneau, le thé vert, etc.

Nous devrions prêter attention aux allergènes alimentaires tels que les arachides, les agrumes, les noix et les graines, les produits laitiers, les œufs, le soja, le blé, le gluten, le maïs…

La nourriture, la culture, les rythmes, les rituels et les croyances religieuses.

Lorsque nous parlons d'alimentation, nous devons également prendre en considération certains facteurs y compris : la culture, les rituels et les croyances religieuses. Certaines restrictions alimentaires sont appliquées aux différents groupes religieux.

Par exemple, la cuisine juive est gouvernée par le fameux code « Kasher », suivant les règles de la **cacheroute** qui tracent une ligne de partage entre les éléments propres à la consommation et ceux qui ne le sont pas. Ces principes régissent aussi des lois alimentaires qui sont appliquées tout au long de l'année ainsi que d'autres restrictions alimentaires et des changements qui se produisent pendant la Pâque (Pessah). Les critères incluent également les ingrédients impliqués et les conditions de préparation des aliments. Les Juifs ne mangent pas la viande de porc, par exemple.

Les lois islamiques parlent des aliments qui sont acceptables (halal) et les aliments qui ne sont pas acceptables (haram). La consommation de porc est également interdite dans le monde musulman.

La communauté chrétienne est plus diversifiée et ses restrictions varient selon les religions spécifiques. Certains ne mangent pas de porc (les Adventistes du septième jour, par exemple). D'autres interdisent la consommation d'animaux étouffés, la consommation du sang animal, les viandes sacrifiées aux idoles. Certains disent : « pas de viande pendant le carême ». D'autres disent « mangeons tout ce qui se vend au marché », tout ce qui est comestible. Dans l'ensemble, les aliments désignés comme « organiques : biologiques » sont préférés par beaucoup mais ont tendance à être plus couteux ; et le jury continue à délibérer afin de déterminer la différence entre les aliments « organiques » et les autres. L'essentiel est de considérer le rôle des pesticides, des engrais, des antibiotiques, et des hormones dans la préparation et le conditionnement des aliments que nous ingérons.

La meilleure approche est de manger sainement tout en choisissant parmi les aliments qui répondent à la fois aux critères sains et aux croyances de chacun.

Gérez vos nouvelles habitudes alimentaires

Nous devons admettre qu'observer une habitude alimentaire saine exige une révolution dans la façon de penser de la majorité d'entre nous. Le choix des aliments est un programme, un nouveau jeu. Nous devons faire l'effort d'être discipliné dans nos choix ; éviter les achats impulsifs au supermarché.

Nous devons cesser de boire les sodas, les bières, les jus riches en sucres et produits chimiques et les remplacer par l'eau ou du thé, tout en évitant le sucre, en diminuant la consommation de lait et d'autres produits laitiers, voila déjà tout un programme.

Cette nouvelle arène dans laquelle vous vous engagez dépend de votre style de vie, votre taux de métabolisme, votre âge et d'autres facteurs. Il faut vous habituer à quitter la table après avoir été nourri. . Mangez seulement pour répondre à vos besoins en calories ; et non pour avoir une indigestion.

Environ 50% de votre assiette devrait contenir une variété de fruits et légumes colorés, 25%, du poisson, de la volaille, des noix saines, et des haricots (éviter les viandes transformées, le bacon, les viandes rouges) ; puis viennent les grains entiers les pâtes faites de grains entiers, le riz brun. Le pain doit être fait de blé entier. Évitez les produits raffinés. Choisissez l'huile d'olive et évitez de trop cuire la nourriture. Restez loin des matières grasses, et faites attention aux vinaigrettes trop riches que vous ajoutez sur les salades ; le beurre enrichi, les sauces…

Avez-vous un grand appétit ? Tachez de le tromper, l'apprivoiser avec de l'eau, des fruits, des légumes, de la soupe …, les légumes crus, mais propres … Tout cela est approprié.

Tenez compte de votre index glycémique en consommant certains produits fruitiers. Vous aimez le riz, utilisez le riz brun, ou apprenez à le préparer avec les légumes, le brocoli, les tomates, les carottes … N'oubliez pas certains potages sains … tous ces éléments peuvent tromper votre faim …

Choisissez votre environnement, ayez une bonne attitude. Vous pouvez même vous faire des amis qui vous rejoindront dans cette croisade pour sauver votre santé et vous délivrer des effets néfastes de la mauvaise nourriture.

En ma qualité de médecin, je peux vous confesser que plusieurs des complaintes que les patients présentent aux docteurs, et un bon nombre des maladies dont nous souffrons sont causées ou aggravées par ce que nous mangeons, par nos activités socio culturelles, et par notre environnement.

Alors, s'il vous arrive de tomber en chemin une fois ou deux, n'abandonnez pas la lutte à mi chemin. Redressez-vous et continuez le trajet. Restez dans le programme. Tôt ou tard, il fera partie de votre plan d'action et deviendra une habitue.

Naturellement, votre nouveau style de vie ne doit pas faire de vous un misanthrope, un antisocial. Il y aura des occasions de « pécher » un petit peu à une fête, par exemple. Mais ce ne sera plus votre mode de vie. A la maison, certains produits n'y seront plus admis. Vous ne les achèterez plus et ils ne seront plus sur votre route, dans votre réfrigérateur pour vous tenter. Ils seront désormais remplaces par des fruits, des légumes, etc.

Donnez le bon exemple. Après un certain temps, vous vous habituerez au régime et vous serez contents de l'avoir fait.

Rappelez-vous ceci, la vie de chacun est gérée différemment et l'affecte dans un sens ou dans un autre. Si les aliments jouent un rôle majeur dans notre santé, ils ne constituent pas les uniques composantes pour une excellente santé et ils ne garantissent pas nécessairement une longue vie. Néanmoins, ils auront certainement un impact positif sur notre qualité de vie.

CHAPITRE VI

Guide pour un mode de vie sain

La lecture des pages de ce livre peut susciter quelques questions auxquelles vous aimeriez trouver une réponse satisfaisante. L'une d'entre elles est la suivante : « comment vais-je changer mes habitudes et du même coup jouir de ma vie en compagnie de mes bien-aimés? » Vous pouvez même vous sentir dépassé.

Permettez-moi vite de vous faire remarquer que, lorsque

J'ai décidé de m'occuper un peu plus de ma santé et de joindre mes paroles à mes actions, j'hésitais. Il est vraiment difficile, voire douloureux, de changer votre style de vie, et vos habitudes. Comme moi, vous avez un bagage socio culturel. Il n'es guère aisé de cesser de manger ce que vous-même, vos parents, votre famille et vos amis ont mangé pendant des années, voire des générations.

Je veux signaler que, si ce n'est pas facile, c'est tout de même faisable. Quand j'étais un résident en médecine, on savait me répéter souvent « voyez un exemple », « tachez de le reproduire », puis « enseignez- le à un autre ». En manière de paraphrase, je voudrais souligner quatre mots clés qui feront la différence :

Éduquer   Pratiquer
Jouir   Enseigner

Les changements peuvent être progressifs. Intégrer les étape par étape ; donnez à vos papilles et votre système du temps pour s'adapter aux nouveaux menus.

Avec la bonne attitude, et une connaissance adéquate, vous mettrez progressivement en pratique ce que vous avez appris, et vous noterez la différence. Vous serez heureux d'avoir pris ces étapes et vous commencerez à en parler à d'autres. Pour éviter toute confusion, voici une liste des différentes catégories d'aliments sains. Consultez votre liste régulièrement. Chaque jour, vous aurez le privilège de faire des choix variés. Vous éviterez la monotonie.

Mais juste avant, il faut se rappeler ce qui suit :

a) la notion de portion : La quantité de nourriture ingérée à chaque repas doit être contrôlée. Pour se faire, la notion de « portion » est indispensable. Les aliments achetés à l'épicerie (au supermarché) généralement ont une étiquette qui vous indique la portion de chaque produit avec son équivalent en nombre de calories. Par exemple, sur une boite de biscuits qui contient une centaine de biscuits, le fabricant peut indiquer que 3, ou 4 ou 5 biscuits équivalent a 100 calories ; c'est une portion. Si vous ingérez tous les biscuits, mais peu importe leur qualité, même s'ils sont des biscuits « sains », même si les ingrédients sont nutritifs, vous avez consommé 2000 calories d'un trait (100 calories par 5 biscuits seulement, alors faites le calcul pour tout le contenu d'une boite de

100 biscuits). Si une tranche de pain complet équivaut à 90 calories, quand vous prenez deux tranches, vous avez deux portions et cela fait 180 calories. Si vous y ajoutez du beurre, il faut additionner les calories du beurre. Vous prenez 6 cuillères à soupe de céréales non sucrées, vous avez une portion de 100 calories, etc.,

Au début, pour vous faciliter la tâche, achetez une petite balance, servez-vous d'une tasse ou d'une cuillère. Puis au fur et à mesure, l'œil, la paume ou le creux de votre main peut vous en dire long.

b) la quantité totale de calories dont vous avez besoin chaque jour doit être connue. Consultez votre médecin généraliste ou un nutritionniste pour vous guider.

c) Utilisez une assiette raisonnable (petite ou moyenne) et évitez de goûter pendant que vous placez les différents ingrédients dans l'assiette.

d) Prenez du temps pour manger. Inscrivez ce point dans votre programme journalier

LÉGUMES ET SALADES

Roquette *(aragula)*	Asperges	Avocats
Betteraves	Bok Choy *(chou asiatique)*	Brocoli
Choux de Bruxelles	Chou	Chou-fleur
Concombres	Bettes	Aubergine
Fenouil	Ail	Haricots Verts
Chou Frisé	Laitue *(tous types)*	Carottes
Oignons	Radis	Courges *(squash)*
Tomates	Navets	Cresson
Champignons	Olives	Céleri
Courgettes	Potiron	Épinards

Collards Verts, feuilles de moutarde et de navet

N'oubliez pas qu'il vous faut une moyenne de 7-9 portions de légumes pour toute la journée. Vous pouvez les repartir comme bon vous semble.

FRUITS

Pommes	Abricots	Bananes
Mangue	Oranges	Papaye
Poires	Ananas	Prunes
Grenades	Pruneaux	Raisins secs
Fraises	Pastèque	Melon
Pamplemousse	Kiwi	Citron
Cépages Rouges *(raisins)*		Cerises
Framboises et ses variétés		Cantaloupe
Canneberges (baies rouges)		

N'oubliez pas que vous devez prendre 2-4 portions de fruits par jour, de préférence à faible indice glycémique (moins de sucre possible : exemple entre une mangue et une pomme, la mangue a plus de sucre, un diabétique choisit la pomme)

HARICOTS ET LÉGUMINEUSES

Haricots *(noir, rouge, blanc, marine, pinto, rein, Romano)*

Chick	Pois chiches	Pois tendres
Lentilles	Petits pois	Tofu

N'oubliez pas que vous devez prendre 2-3 portions par jour

GRAINS ENTIERS

Riz Brun / Jaune	Sarrasin	Orge *(barley)*
Bulgaro	Boulgour	Maïs
Millet	Avoine	Quinoa
Seigle	Blé	

Rappelez-vous, vous avez besoin de 3-6 portions par jour

HUILES

Huile d'Olive   Huile de Canola   Huile de Maïs
(a privilégier)

Les huiles de carthame, de soja, d'arachide,
de sésame et de tournesol *(si nécessaire)*
Le beurre d'arachide

Évitez les gras saturés dans le beurre, la margarine

BOISSONS

Eau fraîche et propre *(6 - 8 verres par jour)*

Tisanes

Note : À propos de l'eau embouteillée, là encore il faut prendre ses précautions et faire des recherches appropriées.

GRAINES ET NOIX

Amandes	Les noisettes	Arachides
		(ou pistaches)

les Noix de Grenoble, de Cajou, de Pacane, de Macadamia

Graines de lin *(citrouille, tournesol, sésame)*

Note : Se souvenir de manger 1-3 portions par jour.

ŒUFS ET PRODUITS LAITIERS

Œufs	Huile d'olive	Fromage
Yaourt	Lait faible en gras, lait de soja	

Note : Se souvenir de manger 0-2 portions par jour

VOLAILLE - POISSON ET VIANDES MAIGRES

Poulet *(sans peau)*	Truite	Agneau
Cabri	Dinde	Viande de Bœuf maigre organique

Poissons :

Morue	Flétan	Hareng
Maquereau	Saumon	Sardines
Tilapia	Thon	

Note : Rappelez-vous de manger 3-6 portions par jour

HERBES - ASSAISONNEMENTS ET ÉPICES

Basilic   Poudre de chili   Cannelle

Graines de Céleri, Coriandre, Cumin, Curry, et Moutarde

Gingembre   Raifort   Thym

Vinaigre   Poivrons   Menthe Poivrée

Origan / Marjolaine

S'il vous plaît gardez à l'esprit que cette liste est incomplète et comporte des suggestions qui peuvent être ajustées suivant les cas particuliers. Vous pouvez toujours y ajouter d'autres légumes, fruits, légumineuses, graines, noix, céréales, etc. que vous aimez.

En le faisant, gardez à la mémoire l'objectif ultime, qui est de rester en bonne santé, de compter les calories, de gérer votre taux de cholestérol, de sucre, votre tension, et d'éviter les allergies.

Rappelez-vous également que certains aliments doivent être évités autant que possibles, tels les aliments riches en sucres, et en sel, les produits raffinés et transformés, les sodas, les « fast-foods », les fritures, les pains blancs, les graisses saturées, la margarine, le saindoux, couramment appelé mantègues chez les Haitiens, etc.

« L'excès en tout nuit ». Pratiquez la modération ! Il ne faut pas abuser des bonnes choses même si elles favorisent un état de santé ou de bien être !

Le Repas Planifié

Cela peut vous paraître étrange d'entendre parler d'un plan de repas. Mais s'engager dans un programme de santé raisonnable et respectable, rester conforme à sa décision, demande qu'on prenne le temps de planifier ses repas, sélectionner les catégories d'aliments de manière proportionnée (glucides, protéines et matières grasses) tout en gardant à l'esprit l'ordre hiérarchique de sa pyramide (son assiette alimentaire). Sinon, on sera pris au dépourvu et deviendra vulnérable en saisissant la première chose qui tombe sous ses yeux et sous ses mains.

Cher lecteur, prenez l'habitude d'acheter seulement des aliments sains. N'achetez pas des articles riches en calories et pauvres en matières nutritives. Ne le faites ni pour vous, ni pour la famille, ni pour les visiteurs éventuels. Le bon régime alimentaire n'est pas qu'une affaire individuelle ! De cette façon, quand vous avez faim ou quand vous êtes surpris par une envie irrésistible, vos choix seront limités à des articles sains et disponibles au bout de vos doigts.

Plan de repas régulier

Petit-déjeuner

Farine d'avoine et fruits, et de l'eau ; ou un sandwich au beurre d'arachide sans ajouter du sucre ou du sel, avec des fruits et de l'eau. On peut considérer une tasse de thé ou de café.

Repas du midi

Salade, poulet cuit sans la peau, des noix, haricots ou fruits ou légumes, et de l'eau.

Repas du soir

Le poisson accompagné de brocoli, quelques grains entiers et de l'eau.

Collations et Snacks

Vous pouvez ajouter des collations saines entre les repas réguliers. Elles seront composées de fruits comme la pomme, les raisins, les fraises, etc. selon votre goût tout en comptant la quantité nécessaire de calories.

Les snacks peuvent être des fruits, des légumes, des plats de salade qui sont facilement disponibles.

Utiliser salades, crudités, soupes, ragoûts, poulet faible en sodium, légumes ou bouillon de bœuf, les choux, noix, etc.

Lorsque vous mangez, essayez de prendre deux, de préférence trois repas réguliers substantiels standard par jour. Le dernier devant être consommé le soir, pas plus tard que 19 heures ou 20 heures (7 ou 8 heures PM).

La quantité de nourriture idéale doit être en fonction de vos besoins en calories. Soit un total de 1600, 1800 ou 2000 suivant votre sexe, votre âge et votre niveau d'activités quotidiennes. (Moins vous êtes actifs, moins de calories vous devez consommer). Quand il s'agit du nombre et de la composition des repas, le choix dépend des habitudes individuelles et du niveau des activités entreprises.

C'est une erreur grave que d'inventer toutes sortes d'excuses pour sauter le petit déjeuner, et trop manger juste avant d'aller au lit le soir.

Autre exemple de repas planifié

Le matin

Certains peuvent prendre un petit déjeuner léger : un verre de jus naturel pur avec un ou deux toasts de pain de blé entier, ou un verre de « smoothie » préparé à la maison.

Les ingrédients suivants à utiliser sur mesure pour un « smoothie » : les fruits comme les fraises, les baies bleues, l'ananas, la pomme, les cerises, les raisins ; des noix brutes, etc. On peut y ajouter de l'avoine, de la cannelle, des graines de lin, de la noix de muscade, de l'extrait de vanille, le lait d'amande, (le sucre organique agar bleu si nécessaire). Un autre choix peut être du muffin avec du café ou du thé…

Le midi

Un bol de salades fraîches avec une vinaigrette faible en calories, un peu de saumon, de la soupe ...

Le soir

Un repas léger. (Consommez en si c'est nécessaire, mais pas parce que la nourriture est toujours disponible.)

En préparant votre menu et vos repas, comptez le nombre de calories par rapport au nombre de calories qui seront dépensées » ... Rappelez-vous, si vous dépensez plus de calories que vous en absorbez, vous perdrez du poids et cela vous aidera à atteindre et maintenir votre poids idéal.

Ne vous privez pas de nourriture, ne restez pas longtemps sur votre faim avec un estomac vide, parce que vous allez envoyer le mauvais message à votre organisme et le porter à décider de stocker une partie de votre prochain repas comme réserve de survie pour votre famine éventuelle et imminente.

Vous n'avez pas à éliminer la nourriture de votre vie. Choisissez des aliments de bonne qualité et en quantité suffisante. Vous participez activement à transformer vos habitudes alimentaires par votre style d'achat, vos types de collations, vos heures de repas, votre niveau d'activité et votre décision de mener une vie saine et durable.

Cela signifie qu'il peut arriver que vous mangiez quelque chose en dehors de votre régime régulier de temps en temps dans certaines occasions spéciales. Après tous, nous sommes tous des êtres humains. Mais nous ne pouvons pas en faire une habitude. Nous ne pouvons pas abandonner les bonnes habitues ; au contraire il faut les couronner. Nous ne pouvons pas revenir à l'ancienne méthode et la mauvaise manière de faire du passé.

Exercice Physique et Bien-être Quotidien

Il doit être effectué tous les jours si possibles. Rendez votre programme d'exercice le plus simple et le plus convenable possible : 30 à 45 minutes de marche par jour. Êtes-vous pressé par le temps ? Alors divisez cette marche en 2 parties. Faites-en la moitié le matin, et l'autre moitié l'après-midi pour un total de 2 à 3 heures par semaine.

Bienfaits du Sommeil

Le manque de sommeil ou l'excès de sommeil est néfaste pour l'organisme. Tout adulte bien constituer devrait dormir 6 à 8 heures de sommeil, et de préférence la nuit (entre 22 heures et 6 heures du matin par exemple). L'adoption d'un cycle de sommeil régulier fait une différence dans la vie.

Le Stress et son Impact

Apprenez à gérer le stress. Restez actif. Soyez positif. Adoptez une bonne attitude ! Et voila! Bonne chance avec votre nouveau plan de vie !

CHAPITRE VII

Un regard en arrière pour aller de l'avant

Comment les générations précédentes avaient-elles vécu ?

La façon de s'alimenter à travers les âges a certainement connu une évolution significative. Selon la métaphore latine « Nani Gigantum Humeris Insidentes » (nains sur les épaules de géants) qui est attribuée à maître Bernard de Chartres qui a vécu au XIIème siècle. Essentiellement, elle signifie que la connaissance ne s'acquiert pas du jour au lendemain. Elle est dynamique, c'est un processus continu. « Il faut monter sur les épaules des ainés pour voir plus loin ». Selon Hegel, « L'expérience et l'histoire nous enseignent que les gens et les gouvernements n'ont jamais rien appris de leur histoire ou agi suivant des principes qui en découlent ». Cette observation permet de rappeler que, dans de nombreux cas, il serait avantageux d'interroger le passé pour analyser les bonnes choses qui y ont été faites afin de les reproduire, les réviser, les corriger et les ajuster par rapport aux nouvelles connaissances afin d'en tirer le plus de bénéfice que possible. Nous pouvons dépasser nos prédécesseurs, si nous sommes prêts à apprendre d'eux.

L'existence de l'humanité s'étend sur des milliers pour certains, voire des millions ou des milliards d'années pour d'autres. Peu importe notre position sur la question, le fait important demeure qu'à travers les générations, l'espèce humaine reste unique en raison de sa capacité de parler, de penser, d'observer, d'apprendre, d'inventer, de réfléchir, d'interroger et de s'adapter. Dès le début, grâce à notre intelligence, notre sens d'observation et la disparition d'êtres chers, nous sommes arrivés à la conclusion que la vie est courte et que nous sommes tous mortels. Peu importe ce que nous sommes et ce que nous avons, nous ne faisons que passer sur cette terre. Néanmoins, le désir de vivre aussi longtemps que possible et de vivre une vie décente et confortable est irrépressible. Comment vivaient nos ancêtres ? Ils sont passés par le pèlerinage de la vie par l'étude et les observations. Lentement mais sûrement ils ont appris le rôle des aliments dans la survie de l'humanité et leur impact sur l'organisme. De ce fait, ils ont su identifier ce qui peut les aider à vaquer à leurs différentes activités ; ils ont trouvé des moyens pour monter une défense contre les agents hostiles, les forces de la nature qui ne leur ont pas toujours été très sympathiques. Ils ont appris à développer des compétences diverses, identifier ce qui peut aider à rester en vie, afin de se protéger et d'éviter l'extinction grâce à la reproduction.

L'évolutionniste semble être d'accord avec le créationniste que les générations précédentes ont mené leur vie en harmonie avec la nature. Leur tendance à la vie a été accordée selon le rythme de Mère Nature. Lorsque le soleil se lève, il était temps de se réveiller, et quand il faisait sombre, il était temps de se reposer. Quand il faisait trop chaud au beau milieu de la journée, le soleil était trop lumineux, c'était le moment de prendre une pause, une petite sieste. Ils n'étaient pas constamment pressés par le temps. Gardez à l'esprit il n'y avait pas d'horloge, pas beaucoup de trafics, pas de pollution de l'air, aucun produit chimique, pas de date limite pour répondre ou remettre tel ou tel projet … Mère Nature donnait le ton et tout allait à son rythme. Sauf pour certains cas quand ils ont dû chasser les visiteurs indésirables, la vie allait à un rythme régulier et paisible. Ils vivaient sur un grand domaine.

Nos ancêtres évoluaient dans une nature définie comme un jardin fleuri et fructueux. Ils étaient initialement frugivores (consommateurs de fruits juteux et multicolores, et d'oléagineux). Ils mangeaient : les noix, les haricots, les fleurs, les noisettes, les amandes, les tiges des champignons et toute une variété de grains qui sont riches en éléments nutritifs. Ils se nourrissaient d'herbes portant de la semence, les racines des arbres, les grains, les plantes qui croissaient naturellement,… Puis ils sont devenus frugivores et omnivores consommant certains insectes et petits animaux, ajoutés aux fruits succulents, la forme saisonnière de céréales et de graines. Les chasseurs-cueilleurs allaient à la chasse, puis revenait à la maison pour cuire les produits de la chasse et de la pèche. Père et fils prenaient plaisir à sortir ensemble pour la chasse, la pèche etc.

Au fil du temps les hommes cultivaient la terre. Ils prenaient soin de leur ferme spatiale. Ils ne tardaient pas à réaliser que la vie nomade n'était pas vraiment nécessaire. Père et fils étaient heureux de cultiver la terre, d'élever du bétail, et de se nourrir des produits de leur terre, leurs animaux domestiqués, boire le lait de leur vache… tout était naturel. Ils respiraient l'air pur, ils étaient très laborieux s'attelaient à des tâches physiques, tous les jours ils utilisaient leurs muscles.

Leurs repas étaient frais et naturels composés d'aliments riches en fibres sans aucun produit chimique. Il n'y avait pas d'hamburgers, de viandes rouges transformées, de pommes de terre frites, de pépites de poulet, de ketchup, de snacks frits, de biscuits raffinés, de céréales sucrées et raffinées, de sucres, de sodas. Ils consommaient plutôt des fruits, des légumes, des céréales complètes et des oléagineux, un peu de riz, maïs, haricots et pommes de terre.

Leurs apports en calories étaient dépensés dans leur type de travail et leur style de vie. Jusqu'à récemment, les habitants de la terre adoptaient un régime ovo-lacto-végétarien. Même de nos jours, des études publiées dans des revues scientifiques respectables ont révélé qu'un régime alimentaire riche en viandes et en graisses est défavorable à la santé humaine en comparaison à un régime végétarien.

La différence accuse non seulement une vie plus longue pour les végétariens, mais aussi l'incidence de maladies comme le diabète, l'hypertension, certains types de cancer et autres malaises était réduite chez ceux qui avaient un régime nutritif plus sain. Lorsque nous considérons le style de vie de nos ancêtres, nous remarquons les faits suivants :

1. Ils ont eu un temps pour aller au lit et un temps pour se réveiller (pas de télévision, pas d'heures supplémentaires, pas de spectacle de fin de nuit, et le niveau de stress était gérable et partagé.

2. Ils ont eu un style de vie actif à l'extérieur : (ils allaient à la chasse ; Ils exerçaient leurs muscles pour les maintenir ferme et actifs, ainsi que les os, les tendons, le cœur et les poumons en bonne santé), et ils avaient un régime alimentaire sain et naturel sans ingrédients chimiques et raffinés.

3. Ensuite, ils s'adonnaient à l'agriculture, à la pêche, à la chasse. En matière de nourriture ils pouvaient encore manger de la viande, des poissons sauvages capturés, mélangés à des herbes, des épices, des légumes, des fruits, etc.

4. Ils avaient un régime alimentaire sain composé d'aliments organiques, tirés fraîchement des jardins ou des fermes locales : les plantes brutes, les légumineuses, les fruits, les fibres, les légumes et la source des animaux sauvages de la viande maigre.

5.   Leurs aliments étaient riches en antioxydants, des plantes phytochimiques, une source naturelle de vitamines, de minéraux, à faible teneur en glucides simples, riches en fruits et légumes et fibres alimentaires. Ces aliments n'étaient pas traités, n'étaient pas riches en sucre, ou en graisses malsaines ou remplis de toutes sortes de produits chimiques, toxiques et des hormones pour la production en masse, rapide.

6.   Ils étaient des gens responsables. Ils s'acquittaient des tâches quotidiennes sans se plaindre de l'ennui, et sans avoir à chercher plus d'excitation qui ruinait leur état de santé.

7.   Ils croyaient en une force supérieure qui les dépassait. Ce qui n'était pas évident pour eux était attribué à une puissance supérieure. Ils se concentraient sur ce qu'ils pouvaient gérer et remettaient le reste entre les mains de cette force qui les dépassait tous. Ils accordaient beaucoup d'intérêt à la dimension spirituelle.

8.   Ils gardaient des liens familiaux étroits. Plusieurs générations vivaient sur le même domaine, et généralement chacun visait le bien être de l'autre. Les relations familiales duraient pour toute la vie. Les différends se réglaient entre eux, ou à défaut, grâce aux bons offices d'un personnage de la communauté auquel on pouvait se fier et lui présenter certaines difficultés. ...

9.   Ils étaient généralement agréables, et cultivaient une attitude positive.

10. L'atmosphère, l'air qu'"ils respiraient était propre, sain et frais.

11. Ils étaient très proches de la nature et s'y refugiait en toute quiétude. Leur environnement se résumait en ces termes : air, sol, eau, soleil, jardin, plantes, arbres, océans etc.

12. Ils n'étaient pas exposés à des toxines ou poisons y compris le tabac, les produits chimiques synthétiques ou artificielles, les drogues additives, ou une forte consommation de drogues, le tabac et l'alcool.

Par contre certains peuvent remarquer que la durée de vie n'était pas si longue. Ils étaient exposés aux pestilences ; ils étaient vulnérables aux bactéries, virus, champignons, parasites, aux éléments nocifs trouvés dans le sol. Les animaux consommés étaient souvent contaminés, ce qui exposait nos ancêtres aux bactéries et agents pathogènes susceptibles d'aller séjourner dans les entrailles, la circulation sanguine, les tissus ou même traverser la barrière hémato-encéphalique pour atteindre le cerveau et causer certaines maladies. D'autres causes pouvaient inclure des anomalies ou altérations génétiques, par manque de connaissances concernant la nature des maladies, la contamination, le manque d'hygiène, les microbes, etc. S'ils avaient su ce que nous savons maintenant, nous aurions certainement beaucoup de personnes centenaires, et même au-delà de ce seuil avec une bonne qualité de vie. Dans l'ensemble, le régime alimentaire, le style et la qualité de vie de nos ancêtres ont fait la différence pour eux.

La révolution des mœurs et ses conséquences

Mais avec les progrès scientifiques et les prouesses techniques, la révolution industrielle de la fin du 18ème siècle et au 19ème siècle ont pu atteindre tous les domaines, y compris notre système d'alimentation. Il est bien illustré avec des produits alimentaires transformés, les sucres et les farines raffinées, des produits transformés et préparés, les constituants artificiels, les huiles végétales, les céréales à haute énergie (riz, papule, maïs), les produits laitiers, une consommation accrue de glucides simples, la consommation d'alcool, les graisses saturées, et l'usage du tabac.

Nous avons non seulement changé la base de notre régime alimentaire, nous avons aussi donné libre cours à notre appétit et rejeté le juste équilibre alimentaire. Au cours des 30 ou 50 années, notre alimentation est dominée par des glucides simples, des céréales raffinés riches en amidon et en sucre, la concentration élevée de graisses saturées et en sucres, les services des aliments rapides, des sandwichs riches en matières grasses, et produits chimiques, produits laitiers, céréales, épices, les cookies, chocolats, sodas, de haute densité énergétique des régimes alimentaires. Nous ingérons un taux élevé de sodium, une quantité considérable de facteurs anti-nutritionnels, et pauvres en fibres.

Notre alimentation coïncide également avec des changements dans la composition du ménage. Un grand nombre de parents isolés ont eu à travailler hors de leur domicile et à peine ont-ils le temps de cuisiner un repas décent et sain. Le meilleur temps de la famille est d'emmener les enfants dans un restaurant fast-food.

Le nouveau régime coïncide avec les rapides changements socioculturels, alors que notre constitution génétique n'a pas été en mesure de s'ajuster à ces changements rapides et drastiques. Le nouveau régime est l'une des causes du déclin de la santé humaine. Par conséquent nous avons une augmentation de maladies cardiaques, de cancers, d' accidents vasculaires cérébraux, de diabète, d'hypertension, de démence, d'ostéoporose, d'un taux de cholestérol élevé, de maladies inflammatoires et qui affaiblissement le système immunitaire, d'obésité, d'acné, de dépression et de nombreuses autres maladies non transmissibles …

Maintenant, la question principale est la suivante ; Devons-nous continuer sur la voie actuelle ou devons-nous au moins réviser le trajet parcouru, interroger le passé pour en tirer des leçons puis aller de l'avant pour un avenir meilleur ?

La sagesse dicte qu'il est temps de commencer une campagne durable pour contrôler notre appétit et notre dépendance des aliments indigestes qui nous rendent malades et nous tuent. Tout le monde devrait s'engager à faire le bilan des Conditions de sa santé et prendre les mesures appropriées pour inverser le cours des maladies. Il n'est pas trop tard.

Les médecins, les hôpitaux et toutes les institutions liées à la santé devraient s'engager sur cette voie et œuvrer pour mettre tout le monde sur cette piste. Certains aliments (gâteaux, biscuits, sodas, bonbons, sodas, viandes grasses, excès de sucre et de sel) n'auraient pas du être servis sous le toit de ces organisations. Les gens devraient prêcher par l'exemple et mettre en pratique ce qu'ils prêchent, s'ils croient en ce qu'ils disent. Les parents, les écoles, les communautés, les municipalités, les villes, les états, les politiciens, les églises, les marchés devraient agir tous ensemble pour cesser de promouvoir une alimentation malsaine, et faire la promotion pour le retour aux fruits, aux légumes, aux céréales complètes, etc.

Le temps n'est plus où ce qui est sain et nutritif doit être facultatif. C'est l'inverse qui doit se faire. Le fondement d'une alimentation saine doit être soutenu et établi au XXIe siècle. Nous pouvons commencer en faisant un peu plus de publicité pour les aliments et les boissons saines, la baisse du prix de ces aliments, et créer les cadres favorables sans qu'on ait à utiliser des mesures draconiennes comme limiter par décret ce qu"on doit boire et acheter. Il faut tout balancer et utiliser le bon sens. Au milieu des vacarmes et des confusions de toutes parts, recherchons la voie de la sagesse et le bon sens quant au boire et au manger qui font partie intégrante de la vie humaine.

3ÈME PARTIE

L'approche holistique à une vie saine et remplie

Lorsque nous sommes gouvernés par nos faiblesses, nos passions et nos lacunes, la vie devient un pénitencier, notre existence est en liberté provisoire, et sa durée, rien qu'une période de probation.

La Santé Au Bout de Vos Doigts

CHAPITRE VIII

Les aliments qui guérissent

Les aliments que nous prenons plaisir à déguster ou à consommer tous les jours, n'ont pas seulement le pouvoir de nous nourrir ou de calmer notre faim. Ils sont aussi capables de prévenir ou de nous guérir de bien de maladies. La tendance à manger pour vivre, s'estompe de plus en plus depuis que beaucoup de personnes s'intéressent davantage à certaines substances dites '' nouvelles", que nous trouvons dans des fruits que nous utilisons dans notre diète, mais sans savoir grand chose de leurs vertus curatives. Dans ce chapitre, nous vous proposons une liste de certains aliments qui, bien consommés et bien intégrés dans notre diète peuvent vraiment nous guérir de certaines maladies que nous prenons aussi le temps d'identifier. La liste ne sera pas exhaustive compte tenu de la multiplicité de plantes et d'aliments que nous ne pouvons vraiment pas intégrer dans ce travail qui, dépasserait la portée de l'ouvrage.

ABRICOTS : Excellent pour la production d'hormones sexuelles conditionnant la fertilité. Ce fruit savoureux peut aussi aider dans les cas de certains troubles de santé tels les infections, les maladies cardiovasculaires et les problèmes de cécité. Il est riche en « Cateronoides » et beta –carotène, lycopode, substances qui peuvent combattre la formation du mauvais cholestérol dans le courant sanguin. Il contient 2 milligrammes ou 30 pour cent de la dose recommandée par jour. Trois (3) abricots contiennent 2, 769 unités de vitamine A : Soit 55 pour cent de la dose recommandée quotidiennement. Vous pouvez les manger grillés, pochés, ou bouillis. Trois (3) abricots contiennent seulement 51 calories et 3 grammes de fibres.

AIL (Garlic) : L'ail combat les infections, diminue les triglycérides et le cholestérol. Réduit aussi le risque des cancers de l'estomac et colon. Il prévient les attaques cardiaques. L'ail liquéfie le sang, action qui prévient l'hypertension artérielle et l'hémorragie cérébrale. Il stimule aussi le système immunitaire, réduit le taux du sucre dans le sang. C'est la nourriture du cœur et de la circulation. Il guérit les blessures, les cas d'indigestion. Il contient du souffre qui liquéfie le sang. Il diminue la croissance de nombreuses tumeurs et tue même les mauvaises cellules grâce à ses composantes, telles les composés organo-sulfuriques dérivés de l'allicine (DAS, DADS, DATS), le s-allycysteine, et autres. Certains Chinois mangent 4 à 7 gousses d'ail par jour. Vous pouvez le manger frais, grillé ou bouilli. Une précaution à prendre : Évitez d'utiliser l'ail si vous avez la fièvre. Dans ces conditions il est obligatoire de consulter votre médecin. L'ail cause aussi certaines caries dentaires. Ne l'écrasez pas avec les dents.

ANANAS : L'ananas aide dans la digestion des aliments. Il maintient les os en parfaite santé ; diminue les symptômes de la toux, le risque des cancers et des maladies cardiaques. Riche en vitamine C, l'ananas est une excellente source de calcium, de manganèse et de magnésium. Une tasse de jus d'ananas peut vous donner plus de 2 milligrammes de manganèse, soit plus de cent pour cent de la valeur recommandée. Il guérit de l'indigestion surtout quand cette dernière survient avec l'âge. Une tasse de jus d'ananas renferme 24 milligrammes de vitamine C : Soit 40 pour cent de la dose quotidienne recommandée. Le jus en marmite est encore mieux.

ARTICHAUD : Les femmes enceintes peuvent en manger à profusion. Il aide au développement du fœtus. Il contient des « folates »ou d'autres ingrédients de la famille des vitamines B. Il aide au bon fonctionnement des nerfs ; protège contre le cancer et les maladies cardio-vasculaires. Il renferme la vitamine C. Source de fibre contre le mauvais cholestérol, les maladies cardio-vasculaires, la pression artérielle, le niveau élevé du sucre dans le sang. Contient aussi du magnésium qui permet aux muscles du cœur de bien fonctionner.

AVOCAT : Contrôle le cholestérol, diminue la pression artérielle, prévient les déformations congénitales. Un avocat régulier contient 731 calories. Il renferme plus de calories que tous les autres fruits. Il contient aussi 30 grammes de graisse par unité d'avocat. Il est cependant, recommandé pour la santé en petite quantité. Les individus souffrant de diabète peuvent en manger sans trop de crainte. La graisse qu'il renferme diminue le taux de graisse dangereuse qui se trouve dans l'organisme. Il diminue aussi le niveau de cholestérol ainsi que les tri-glycérides ; et augmente la densité du bon cholestérol HDL). Un avocat contient 10 grammes de fibre. Une moitié d'avocat contient 548 milligrammes de potassium, substance qui contribue à la réduction des crises cardiaques. « Vous ne pouvez jamais avoir trop de potassium dans le sang » déclare David B. Young, professeur de physiologie.

AVOINE : L'Avoine produit une hormone appelée mélatonine qui aide dans les cas d'insomnie. L'avoine aide à diminuer le taux de cholestérol (LDL) dans le sang, empêchant les troubles cardio-vasculaires. D'autres aliments tels le maïs, le riz, le gingembre, la figue banane aident aussi à produire de la mélatonine.

BLÉ : Le blé améliore ou facilite la digestion. Il ré-duit le risque de cancer et de crise cardiaque. Riche en vitamines, et en minéraux et en glucides complexes. Ce qui est de très spécial avec le blé, il contient de la vita-mine E qui diminue le taux de cholestérol (LDL) dans le sang, ainsi que la formation de plaque dans les artères. Dans le blé nous trouvons également les fibres insolu-bles qui permettent le passage rapide des selles au niveau du colon. Les gens qui utilisent beaucoup de fibres dans leur diète souffrent moins de cancer au niveau du colon. Trente-neuf (39) grammes de fibres par jour diminue le risque de cancer du colon à 31 pour cent. Le germe de blé, le blé entier, les pains complets, les pâtes de blé entier sont de bonnes sources de fibres.

BROCOLI : Le brocoli protège contre le cancer et les maladies cardiovasculaires. Jon Michnoviz, M.D, Ph.D, Président de la Fondation pour Préventive Oncologie et l'Institut pour Hormone Research à New York déclare : « Nous savons que les gens qui mangent beaucoup de crucifères comme le brocoli sont protégés contre tous les types de cancer. » Les ingrédients qui le composent sont des agents anti cancérigènes et sont : l'indole 3 Carbinol (I3C), le sulphoraphane. Le (I 3C) combat les hormones qui causent les cancers, tandis que le sulphoraphane protège contre les cancers en diminuant la production d'estrogènes dangereuses, capables de stimuler la croissance de tumeurs au niveau des seins par exemple. Le brocoli contient d'autres substances capables de combattre l'ostéoporose, les maladies du cœur et les maladies congénitales. Une ½ tasse de brocoli contient 2 grammes de fibres. En outre, le brocoli protège contre la constipation, les hémorroïdes, le cancer du colon, le taux élevé de cholestérol, les maladies du cœur et l'obésité.

Précautions à prendre : Ne pas trop le cuire. La cuisson enlève les indoles (I 3C). Il faut l'acheter quand il est vert ou violette, pas jaune.

CHADÈQUE : La chadèque contient de nombreux antioxydants. Elle est surnommée "un mope chimique" qui nettoie les problèmes de l'organisme avant même leur apparition. La chadèque rouge renferme le lycopène qui aide dans la lutte contre le cancer et les troubles cardiovasculaires. Elle contient aussi, la vitamine C ; et est une excellente source de "limonoïdes". Six onces de jus de chadèque contiennent près de 100 milligrammes de plusieurs composantes de limonoïdes. Contient également du naringin, substance capable de combattre la croissance des cellules cancérigènes au niveau du sein. Encore, elle combat le mauvais cholestérol, la grippe. Cependant, en cas de blessures, ou de coupures, la chadèque empêche la coagulation du sang. L'écorce blanche renferme deux produits appelés ''pectine'' et '' naringin'' qui peuvent interférer avec certains médicaments. Finalement, elle diminue la pression artérielle.

CHAMPIGNONS : Les champignons combattent le cancer, le taux élevé de cholestérol et même le SIDA. Aussi stimulent-ils le système immunitaire. Les espèces larges contiennent des polysaccharides. Le '' shiitake'' une espèce de champignon parmi d'autres, peut combattre le cancer et inhiber la croissance des tumeurs jusqu'à 67 pour cent chez les animaux. Le "maitake" est tout aussi bon dans le traitement du cancer. Ces deux types de champignons peuvent être trouvés dans les supermarchés asiatiques. Les champignons doivent faire partie intégrante de notre diète. Ils contiennent du Riboflavine, la vitamine B6, la niacine, les folates. Les espèces asiatiques sont les meilleures.

CHOU : Le chou peut prévenir dans le cas du cancer du sein, de la prostate et du colon. Il diminue les risques de cataractes, des maladies du cœur et des déformations congénitales. La pâte que l'on obtient en écrasant les feuilles de chou empêche à certaines tumeurs de se développer sur certains animaux. Il combat la formation du cancer du sein à cause de certaines substances qu'il renferme. Ces dernières luttent contre la formation d'estrogènes dangereux liés au cancer.

CHOU-FLEUR : Le chou-fleur empêche la croissance des tumeurs. Il stimule le système immunitaire. Mark Twain appelle le chou-fleur un chou avec une éducation de collège, un chou raffiné. Il combat le cancer. Il est aussi une excellente source de vitamines et de minéraux. Il contient les mêmes propriétés que le chou, par exemple le sulphoraphane, la vitamine C et les folates, et autres éléments servant à la croissance des tissus.

CRESSON : Le cresson est un crucifère qui comme les autres crucifères combat le cancer du poumon, les maladies cardiovasculaires, les risques de cataractes et les rides. Il contient du Beta carotène qui protège contre les maladies associées à l'âge ainsi que celles du cœur. Le cresson est si puissant qu'il peut prévenir le cancer même chez les fumeurs. Il faut l'utiliser sur une très grande échelle pour avoir de bons résultats. Il traite même les cas avancés de tuberculose. Deux onces de jus de cresson, et même davantage sont recommandées tous les jours aux 3 repas. Naturellement, il ne faut jamais penser que quelqu'un peut continuer avec la mauvaise habitude de fumer, et se reposer sur l'usage du cresson pour trouver la guérison du cancer causé par l'usage du tabac. Un fumeur ferait mieux de commencer à éliminer les gênes cancérigènes de son système, en mangeant le cresson dans les salades et sandwiches.

CÉLÉRI : Le céleri aide à la réduction du taux de cholestérol (LDL) dans le sang et réduit la pression artérielle, le cancer, etc. Il contient les fibres et d'autres nutriments tels ; le potassium, la vitamine C et le calcium. On raconte l'histoire d'un individu qui souffrait d'hypertension artérielle. Au lieu d'éliminer le sel, s'est appliqué plutôt à manger 4 paquets de céleri par jour. Après une semaine, la tension a chuté de 158/96 à 118/82. Si vous voulez essayer le céleri en cas d'hypertension, faites comme les asiatiques : Mangez 4 à 5 paquets chaque jour pendant une semaine. Arrêtez de le faire pendant 3 semaines. Puis recommencez. Attention : Le céleri contient du sodium et peut nuire à certaines personnes qui sont sensibles au sel, puisqu'un paquet en contient 35 milligrammes.

CITRON : Le citron combat les infections ; aident dans la réparation des tissus ; prévient le cancer et les crises cardiaques. Il contient beaucoup de vitamine C, un antioxydant qui peut combattre des molécules dangereuses, capables de provoquer le cancer. Un gros citron contient 45 milligrammes de vitamine C, soit 75 pour cent de la dose quotidienne recommandée. Dans le citron on trouve deux ingrédients : Le LIMONIN et le LIMONÈNE. Ils ont la vertu de bloquer les changements cellulaires qui peuvent se dégénérer en cancer. Le zeste de citron émanant de la pelure, contient du Limonène qui augmente l'activité des protéines. Ces derniers aident à l'élimination de l'œstradiol, un agent cancérigène lié à la formation du cancer du sein. Alors ne jetez plus vos pelures de citron. Le zeste est aromatique et peut servir à votre guérison ou à maintenir votre santé.

EAU : L'eau est la meilleure des boissons. Elle combat les infections, désintoxifie l'organisme, réduit le risque des pierres rénales restaure l'énergie et prévient la constipation. Si vous prenez la chance de conduire votre voiture sans eau, vous courrez la chance de vous arrêtez en chemin parce que votre voiture ne manquera pas de vous la signaler par la fumée et même le feu. Il en est de même pour l'organisme. Chaque cellule du corps a besoin de liquide pour dissoudre et transporter les vitamines, les minéraux, le sucre, et les autres substances chimiques dont l'organisme a besoin pour son bon fonctionnement. Ne pas boire assez d'eau peut causer beaucoup de dégâts à votre organisme. Il nous faut boire au moins huit verres d'eau par jour. Plus vous pesez, plus il vous faut boire de l'eau. Le thalamus qui se trouve au niveau de votre cerveau dicte à votre organisme quand le niveau du sodium est trop élevé dans le sang par manque d'eau.

L'eau nous empêche d'accumuler des pierres au niveau des reins. Évitez de connaitre cette douleur. Vous pouvez l'éviter en buvant de l'eau. Quand vous ne buvez pas assez d'eau, les déchets toxiques s'accumulent dans l'organisme sous forme de cristaux ou pierres rénales.

Voulez vous savoir si vous buvez assez d'eau chaque jour ? Prenez le temps de regarder votre urine. Elle doit être jaune pâle ou claire, excepté le matin puisque vous n'avez pas bu d'eau pendant la nuit. Si elle est foncée, vous n'avez pas bu assez d'eau et les déchets commencent par s'accumuler dans votre organisme.

L'eau ramollit les selles et combat la constipation, causant d'autres problèmes tels les hémorroïdes, la diverticulose et même le cancer du colon. Dr. Baldwin vous recommande de boire deux verres d'eau avant le déjeuner pour évacuer les déchets de notre organisme et créer l'espace pour recevoir de la nourriture nouvelle.

L'eau combat la fatigue. Le manque d'eau épaissit le sang, ce qui le rend difficile à circuler et par conséquent affaiblit l'organisme. Si vous manquez six verres d'eau dans votre organisme, votre niveau d'énergie baissera jusqu'à 2%. L'eau combat l'obésité et vous permet de perdre du poids. En buvant de l'eau froide (40 degré centigrade) vous brulez des calories. Boire 8 verres d'eau froide par jour vous permet de brûler 62 calories environ. Certains fruits et légumes peuvent grandement vous aider à absorber votre quota d'eau par jour. Évitez de boire le café, les thés, le cola. Il vous fait perdre de l'eau et jette votre organisme dans un état de déséquilibre.

EPINARDS : Les épinards font partie des caroténoïdes. Ce sont des gardes du corps contre le cancer. Ils ont les mêmes vertus que la Chicorée, le chou, la betterave, la carotte, le pissenlit. Contient le calcium, le Colar green, protège contre la dégénération maculaire au niveau des yeux. Ils sont riches en calcium, fer, la vitamine C .La plante connue sous le nom de Chicorée est celle qui conduit le plus de vitamine C. Une demi-tasse contient 37% de la dose quotidienne recommandée. Ils contiennent de la Riboflavine pour la réparation des tissus endommagés.

FIGUE BANANE : la figue banane sert de défense contre l'artériosclérose, le durcissement des artères. Si vous n'êtes pas diabétiques, la figue banane est à consommer en grande quantité. Elle combat les acides qui causent les ulcères d'estomac. Aussi stimule-t-elle la production de mucus. La figue banane peut aider à récupérer ses forces après la diarrhée ou la déshydratation. Elle contient un ingrédient appelé pectine, comme les fibres, il aide à la contraction des muscles et agit comme une éponge dans le système digestif. Certainement, la figue banane diminuera notre pression artérielle, si un autre aliment ne peut le faire. Elle réduit aussi les possibilités d'une crise cardiaque.

GINGEMBRE : Le gingembre peut aider à calmer bien de maux allant de l'arthrite au cholestérol. Reconnu pour son arome, le gingembre élimine les toxines par la transpiration, les troubles d'estomac tels l'indigestion diurétique. Il combat les vers de l'intestin. Combat la nausée et les vomissements. Comme un antioxydant, il élimine les odeurs fortes des urines, stimule la digestion.

Combat les coliques, les troubles menstruels, les maux de mer et d'air, nettoie le colon, réduit les crampes, stimule la circulation, les gaz, les maux de tête. Antioxydant, protège le foie et l'estomac. Calme les maux de gorge, l'arthrite, la fièvre, les bouffées de chaleur, les douleurs musculaire. Peut être consommé en infusion, décoction ou en poudre. C'est un aliment puissant.

GOYAVE : La goyave contient du lycopode qui est un caroténoïde. Elle peut bloquer la croissance des cellules cancéreuses au niveau du sein, de la prostate. La goyave contient plus de lycopode que la tomate. Elle contient 9 grammes de fibres par tasse. Elle contient plus de fibres qu'une pomme, qu'un abricot, ou qu'une figue ou nectarine. Elle est recommandée contre le cholestérol et les maladies du cœur.

HARICOTS ou **POIS** : Les pois sont classés parmi les superaliments, si ce n'est le plus grand de tous. Ils contiennent très peu de graisse et renferment beaucoup de protéines, de fibres, de nombreuses vitamines et des minéraux. Ils protègent contre le cancer, diminuent les risques du cancer du sein, de la prostate, ainsi que le diabète. Ils contiennent des fibres solubles qui neutralisent le niveau du cholestérol. Une tasse de pois par jour peut diminuer le taux de cholestérol à 2 pour cent. Haricots ou pois rouges, pois noirs, lentilles, pois inconnus contrôlent le taux du sucre dans le sang. Les gens qui souffrent de diabète sont des candidats potentiels aux crises cardiaques. Cependant, la consommation régulière des haricots contrôlent le niveau du sucre dans le sang, étant des glucides complexes. Ainsi, ils se digèrent lentement retardant la montée du glucose dans le sang. Ce processus diminue aussi les risques cardiaques. Si les pois ou haricots vous causent des flatulences, ajoutez-y une pincée de gingembre.

HUILE D'OLIVE : L'huile d'olive peut être très utile dans les cas suivants : Laxatif et tranquillisant. Elle croit la sécrétion de la bile ; encourage les contractions musculaires en vue de l'élimination des déchets digestifs. Elle dissout les graisses, le cholestérol, etc.

JUS DE RAISIN : Le jus de raisin diminue le mauvais cholestérol, les troubles cardiaques, la pression artérielle et le durcissement des artères. Le jus de raisin contient les flavonoïdes qui diminuent le taux de cholestérol dans le flux sanguin. Il est une source importante de potassium qui aide à contrôler la pression artérielle et protège contre les troubles cérébraux.

MANGUES : La mangue contient de la vitamine C et de la beta Carotène qui sont des oxydants capables de bloquer les effets nocifs de molécules d'oxygène dangereuses appelés « les Radicaux libres ». Ces mêmes radicaux libres ont des effets néfastes sur le cholestérol, le rendant plus épais capable d'augmenter les risques de troubles cardiaques. Une mangue contient cinq milligrammes de beta carotène ou 50 à 83% de la dose journalière recommandée. Une mangue contient six grammes de fibres capable de réduire le cholestérol LDL, la pression artérielle et les hémorragies cérébrales

MIEL : Le miel est un élément spécial. Il aide à cicatriser les blessures, les ulcères d'estomac, à cause du sucre qu'il contient, de l'hydrogène peroxyde et de la propolis, une substance capable de tuer les bactéries et de lutter contre les infections. Il soulage aussi dans les cas de constipation et de diarrhée. Il contient de la vitamine B.

ŒUFS : Les œufs contiennent une grande quantité de lysine, d'aminoacides qui peuvent aider à combattre le virus de l'herpès. Deux (2) œufs produisent 900 milligrammes de lysine. En cas d'herpès, il faut éviter de prendre certains aliments riches en '' arginine" tels : le chocolat, les pois, les noix, la bière, etc. La vitamine C, combinée à d'autres composantes telles ; les '' bio- flavonoïdes" peuvent aussi combattre le virus de l'herpès.

OIGNONS : Les propriétés des oignons sont les suivantes : antispasmodique, vermifuge, diurétiques, expectorant, tonique. Il sert dans les cas de grippe, de toux, et comme diurétique le plus souvent. Il peut aussi servir d'antiseptique, fortifie le cœur, règle la pression artérielle, sert aussi à la guérison des blessures. L'huile d'oignon utilisée en trop grande quantité peut entrainer des déficiences en fer.

PAPAYE : La papaye est chargée de caroténoïdes. Elle peut sauver votre vie. Elle peut réduire le risque des cancers et des troubles cardiovasculaire. Beaucoup de fruits contiennent des caroténoïdes mais pas autant que la papaye. Elle contient aussi de la papaïne qui ressemble à une enzyme produite par l'estomac. Elle facilite la digestion, prise avant ou après les repas en agissant sur les protéines. Prévient les cas d'ulcères d'estomac. Élimine les effets de l'aspirine ainsi que les effets de certains médicaments anti-inflammatoires.

PETIT MIL ou **MILLET** : Le petit mil est un grain que toutes les femmes devraient aimer. Les femmes souffrant de PMS devraient l'aimer particulièrement. Il contient du magnésium qui agit contre les PMS. Une demie tasse de petit mil contient 53mg de magnésium, soit 13% de la dose quotidienne. Quand vous augmentez l'usage du millet avec des avocats, du tofu, des figues, des épinards du beurre d'arachide. Vous travaillez à réduire les risques de l'irritabilité, de la tristesse et de certaines émotions négatives que certaines femmes connaissent chaque mois. Il contient 4g de protéines plus que 8% de la dose quotidienne.

POISSON : Le poisson réduit les risques cardiaques, les cancers du colon et du sein, diminue les inflammations du poumon chez les fumeurs. Nous ne devons point craindre la graisse que nous trouvons chez les poissons. Il catapulte notre santé à cause de l'oméga 3 que nous trouvons dans le saumon et les poissons d'eau douce. Une diète a haute teneur d'oméga 3 bloque la production de substances toxiques, combat les cancers aide les bébés dans leur prise de poids à la période néonatale. Deux poissons à la semaine suffisent à garder vos artères en santé, à protéger votre cœur grâce à des substances telles la prostaglandine, les leukotrienes, le thromboxane, pris en quantité modérée l'Oméga 3 peut même protéger contre le risque d'avoir une seconde attaque cardiaque. Ne pas dépasser la limite de 3 onces par semaine.

QUINOA : Le quinoa est la mère de tous les grains. C'est ce que son nom signifie en Indien. Le Quinoa est supérieur à tous les grains. C'est le super grain du futur. Meilleure source de protéine complète. Une demi-tasse de Quinoa contient 5gm de protéine. Il contient de la lysine, un acide aminé qui aide dans la croissance et dans la réparation des tissus du cœur. Il contint du fer capable de combattre la fatigue. Une ½ tasse contient 4 milligrammes de fer ou 40% de la dose quotidienne recommandée pour les hommes et 27% de la dose recommandée par jour pour les femmes. Pour la même quantité le riz marron n'a qu'un milligramme de fer. Contient du magnésium et de la riboflavine qui aide á la circulation du sang. Le manque de magnésium dans l'organisme est en relation directe avec la pression artérielle et permet au cœur de battre régulièrement, une demie tasse de Quinoa contient 90 milligrammes de magnésium, 22% de la dose quotidienne recommandée. Vous pouvez inclure le Quinoa dans presque tous les aliments : les soupes, les pâtes alimentaires. Il se gâte facilement.

RIZ MARRON (BROWN) : Ce genre de riz réduit le risque du cancer du côlon, régularise la digestion et réduit le taux de cholestérol. Le riz en général est l'ingrédient le plus utilisé dans la cuisine. Le riz marron contient une grande quantité de fibres, d'hydrate de carbone, de vitamine B. Il peut diminuer les facteurs pouvant causer les arrêts cardiaques. La partie extérieure ou la pellicule (Bran) du riz marron contient une substance appelée l'oryzanol qui réduit la production du cholestérol. Quand votre niveau de cholestérol connaît une baisse de 1%, votre risque d'arrêt cardiaque diminue de deux (2) pour cent. Si vous mangez le riz marron vous réduisez votre risque d'arrêt cardiaque à 20%. C'est le meilleur aliment qui, bien utilisé peut réduire le niveau de cholestérol

TOFU (SOY FOOD) : Il prévient les troubles cardiaques, le cancer, les bouffées de chaleur, les cancers du sein et le cancer de la prostate. Le tofu peut même servir à remplacer le quota d'estrogènes en diminution chez les femmes ménopausées. Il contient une classe d'ingrédients appelés les phytoestrogènes. Ils remplacent les œstrogènes naturels. Les Japonais vivent pendant longtemps. Ils mangent près de 24lbs de tofu par année et par personne. Le tofu purifie le sang de déchets toxiques. Tofu, Beta carotène, les graisses non saturés diminuent les chances des femmes de développer le cancer. Les hommes aussi peuvent en bénéficier parce qu'il diminue (le tofu) les mauvais effets de l'hormone mâle appelé la testostérone qui peut causer le cancer de la prostate. Il contient en outre du calcium. Le Tofu full- fat est le meilleur.

TOMATES : Les tomates contiennent un pigment rouge appelé lycopène. C'est un antioxydant. Il combat les dégâts causés par le manque d'oxygène au niveau des cellules. Le lycopène et le Beta Carotène. Mais devinez sa force de frappe contre le cancer est plus puissante que celui-ci. Les hommes doivent aimer les tomates. Dix tomates par semaine cuites, crues, ou en sauce peuvent éliminer le risque du cancer de la prostate jusqu'à 60%. Le Lycopène combat la vieillesse et peut nous permettre de rester actifs pendant longtemps grâce aux acides Coumaric et Chlorogenic. Les tomates bloquent les effets des produits cancérigènes voire toxiques. Le Lycopène à un pouvoir inhibiteur puissant dans les cas du cancer des seins, des poumons et de l'endométriose. Sept servings de tomates crues par semaine peut diminuer les chances de développer le cancer de l'estomac, du colon et du rectum. Évitez de manger des tomates si vous êtes allergique à l'aspirine. Sa consommation peut être même fatale.

LES JUS DES FRUITS ET DES LÉGUMES :

La pratique de prendre les jus de fruits ou de légumes permet d'absorber le plus de vitamines et de minéraux possibles que peuvent contenir ces fruits et ces légumes. Ils renferment les caroténoïdes et les flavonoïdes qui servent à combattre le cancer et les maladies cardiovasculaires. Ils purifient le sang des toxines, stimule le système immunitaire et aide à aide traiter beaucoup de maladies comme la constipation, les anémies et l'arthrite. De nos jours on a recours aux jus ou extraits des fruits et des légumes comme des aliments capables de promouvoir l'énergie, la santé et même la guérison. Il faut cependant, prendre certaines précautions dans le traitement de ces fruits et légumes pour en tirer de vrais bénéfices. Voici ce que les experts proposent dans le domaine de l'emploie du jus de fruits et de légumes :

• **BIEN LES FROTTER** : Bien les frotter et les laver convenablement afin d'enlever tous les produits et les parties endommagées.

• **ENLEVER LES GRAINES** ou **LES PÈPINS** : Les pépins de pommes contiennent de la cyanite qui est un produit toxique. Les pépins de tous les fruits à l'exception de ceux des raisins doivent être enlevés.

• **ENLEVER LES PELURES** : Certains fruits peuvent être mangés sans être pelés. D'autres non. La peau des oranges et des chadèques, par exemple contiennent des produits toxiques, si pris en grande quantité. Les fruits tropicaux et ceux qui ont reçu des traitements toxiques de pesticides ne font point exception.

• **UTILISER TOUS LES LÈGUMES** : Vous pouvez utiliser la plupart des légumes avec leurs feuilles, leurs racines et leurs tiges. Mais il ne faut point le faire pour la carotte. Ses feuilles sont toxiques. Il ne faut point jeter les feuilles des betteraves par exemple.

- **COUPER LES FRUITS ET LES LÉGUMES** : Il faut toujours les couper en petits morceaux pour protéger le moteur de votre « juicer ».

- **BOIRE LE JUS IMMEDIATEMENT** : Les fruits et les légumes une fois transformés en jus peuvent perdre de leurs valeurs nutritives s'ils sont conservés pendant longtemps. Boire son jus sitôt après l'avoir fait.

- **LES CONSERVER AU CONGÉLATEUR** : Les jus de carottes, de pommes de terre et d'oranges peuvent se conserver au freezer dans des récipients hermétiquement fermés durant 3 ou 4 semaines.

Cette liste d'aliments dont nous venons d'exploiter les vertus curatives avec vous est loin d'être exhaustive. Elle a pour but de vous initier ou de vous familiariser aux caractéristiques de quelques uns des différents aliments disponibles dans tous les supermarchés capables de vous maintenir en santé. Ces aliments se trouvent au bout de vos doigts. Votre santé aussi.

CHAPITRE IX

Les propriétés médicinales des plantes aromatiques...

La culture actuelle occidentale semble dresser une cloison inamovible entre la phytothérapie et la médecine traditionnelle occidentale. Il peut sembler étrange même pour certains d'entre nous d'entendre ou de lire que l'utilisation des plantes et d'herbes représente le placenta qui a donné naissance à toutes sortes de soins médicaux à l'humanité. Si le rôle de la médecine à base de plantes semble avoir été réduit, voire déformé en notre époque, il fut un temps, ce fut la première et la seule méthode de traitement des maladies. Comme une question de fait, au début de l'aventure humaine, quand les hommes étaient blessés, et qu'ils tombaient malades, on recourait aux plantes en procédant par essais et par erreurs

L'Histoire soutient que ce fut le cas dans l'ancienne Égypte, en Chine, en Grèce, à Babylone, en Inde ou à Rome, où beaucoup croyaient que les maladies étaient dues à un dérangement dans l'ordre naturel des organismes, et que les racines des plantes, feuilles, fleurs, semences, ou les tiges pouvaient être utilisées pour un traitement adéquat. En d'autres termes, les herbes et les plantes étaient alors les principales sources de guérison pour toutes les maladies. L'illustre Hippocrate ne faisait pas exception à cette tendance. Il utilisa la phytothérapie. Aux 14ème et 15ème siècles, les propriétés médicinales des plantes et des herbes étaient déjà bien établies pour fournir un traitement efficace pour de nombreuses pathologies. Au cours de la première moitié du 19ème siècle avec l'avènement des analystes chimiques, des chimistes et autres scientifiques, les ingrédients actifs des plantes commençaient à être extraits et mis sous formes synthétiques. Ce fait marquait le début d'une séparation entre l'herboristerie ou la médecine botanique, et la médecine traditionnelle occidentale actuelle.

Bon nombre de prescriptions actuelles ainsi que des produits pharmaceutiques ont encore un pourcentage important d'ingrédients issus des plantes. Dans bien de contrées, les pratiques et les connaissances des habitants indigènes de cette terre ont contribué à notre recherche et au développement de la médecine moderne.

En cette ère de la médecine moderne, beaucoup d'ingrédients sont extraits des plantes et synthétisés dans les médicaments prescrits. Par exemple, l'aspirine nous vient de Saule blanc, l'éphédrine est de l'éphédra, les plantes digitale ont donné lieu à la digitaline pour des problèmes cardiaques, et les opiacés, du pavot, etc.

Tout au long de l'histoire, les plantes, les herbes ont joué un rôle essentiel dans le traitement de toute une gamme de conditions telles que diarrhée, malaise, fatigue, infections, fièvre, toux, maux de tête, des courbatures, manque de mémoire, sautes d'humeur, maux de ventre, le sumac vénéneux, purification du sang, des maux de gorge, les piqûres d'insectes ou d'abeilles, la polyarthrite rhumatoïde, de l'anxiété, et une longue liste d'autres maladies.

Dans les pays industrialisés, la préférence est largement donnée à la médecine conventionnelle occidentale. Toutefois, dans divers pays, les gens n'ont accès qu'à la médecine à base de plantes. Selon l'Organisation Mondiale de la Santé, 80% de la population mondiale dépend de la médecine à base de feuilles et de plantes pour survivre la plupart des maladies. Bon nombre de médicaments prescrits pour les maladies des artères coronaires, l'hypertension artérielle, la douleur, le diabète, et d'autres sont concoctés à partir de plantes.

Les plantes suivantes ont joué un rôle important à travers les âges pour aider l'humanité à faire face aux différents symptômes ou aux maladies auxquels sont confrontés les hommes et les femmes de la planète:

Aloie Vera,	Ginger (herbe), la goyave
Ashwaganda	Réglisse, de citron
Berbérine (herbe)	Mastic
Myrtilles	menthe poivrée
Le melon amer	Tanins
Cannelle	Iberogast
Fenugrec	Hycosamine
Les graines de lin (herbe)	Alosétron
Ginseng	Tegaserod

Ginkgo	La mélatonine
Ail	Extrait de feuilles d'artichaut
Gymnema	Carminatif

les autres exemples sont les suivants :

la camomille	la réglisse
le carvi	la marjolaine
la cardamome	la muscade
le céleri	l'oignon
les clous de girofle	l'origan
la coriandre	la canneberge
le poivre de Cayenne	la digitaline
le cumin	le romarin
l'aneth	la sauge
les baies de sureau	le safran
l'épazotte	la salsepareille
le kava kava	le chou palmiste nain
la grande camomille	la menthe
le fenouil	le thym
le gingembre	l'eucalyptus
la citronnelle	la valériane, etc.

Certains de nos contemporains peuvent ne pas être familiers avec ces plantes, mais elles sont encore largement utilisées dans notre médecine conventionnelle. Nous ne le savons pas mais un bon nombre de médicaments prescrits que nous achetons dans les pharmacies tirent leurs ingrédients principaux des herbes et des plantes.

Nous ne pouvons pas fournir une liste exhaustive des médicaments à base d'herbes et de plantes pharmaceutiques, mais nous pouvons dire qu'il y a encore beaucoup à faire.

On estime qu'il ya plus de 750.000 plantes à être explorées et que quelques-unes ont été étudiées à fond. Inutile de dire que des recherches approfondies restent à faire pour découvrir leur potentiel potentiel curatif.

L'avenir de la médecine par les plantes est prometteur, mais prendra du temps à se frayer un chemin parce que les sociétés commerciales sont principalement intéressées à l'extraction des ingrédients clés. Il faut étudier les propriétés de la plante dans son environnement naturel, sans pesticides et sans produits chimiques.

On continue à faire du progrès à plusieurs niveaux, mais le processus demeure lent. Il reste encore à déterminer à quelle dose il faut administrer ces potions et leurs effets sur l'organisme.

Un autre problème est l'expansion limitée de la médecine à base de plantes dans des pays comme les États-Unis d'Amérique où le cadre ne s'y prête pas tellement, comme on le sait pour d'autres pays en Europe et en Asie. Néanmoins, la phytothérapie est entrain de gagner du terrain. Elle est offerte sous diverses formes, notamment en comprimés, capsules, extrait, poudre, pastilles, pommades, frottements, en bouteille, frais ou secs. La plante sauvage idéale artisanale (regroupant les herbes de leurs habitats naturels) exigera beaucoup d'heures de travail et toute la connaissance des agriculteurs d'herbes.

Les vrais experts dans ce domaine devraient être ceux qui pratiquent la médecine alternative. Pour le grand public, l'essentiel consiste à consulter un praticien qualifié pour obtenir des conseils utiles et se rappeler de la nécessité possible de devoir ajuster les médicaments suivant les résultats obtenus.

Quoique la médecine naturelle ne soit pleinement reconnue et universellement utilisée, il convient de souligner que les gens sont de plus en plus intéressés à savoir davantage à son sujet. En Amérique, les étudiants en médecine, des étudiants en pharmacie, les résidents et les médecins commencent à prendre conscience de l'impact de la médecine alternative, la médecine par les plantes. Certains sont même formés comme herboristes.

Parce que nous sommes tous engagés dans l'amélioration de la santé des patients, le temps est venu de réaliser que la meilleure approche est de ne pas mépriser la médecine alternative ou de la reléguer dans le couloir de l'oubli. Au contraire, le moment est venu de pratiquer « la médecine intégrative », où le patient et les médecins travaillent conjointement pour la santé de chaque personne dans son ensemble : le corps, l'âme et l'esprit.

Les remèdes à Domicile

Comme des êtres humains rationnels, il arrive souvent que certains faits rencontrés sur l'échiquier de notre existence brouillent notre vision, affectent notre jugement, et nous imposent des choix de survivance pour relever certains défis en des moments spécifiques. Plusieurs de nos actions sont guidées par les circonstances qui nous obligent à agir pour sauver une situation.

A cause des difficultés économiques qui fouettent bon nombre de nos citoyens, il nous arrive parfois d'avoir des patients souffrant de maux réclamant des soins spéciaux. Alors, une ordonnance leur est donnée qui les envoie à la pharmacie. Mais le patient revient penaud, et admet, à voix basse, avec honte, qu'il ou qu'elle n'avait pas d'argent pour acheter le médicament. Parfois ces patients doivent choisir entre le loyer, la nourriture et les médicaments. Pire encore, parfois ils n'osent même pas revenir voir le médecin pour un suivi parce qu'ils n'ont pas la quote-part réclamée d'après les critères de leur police d'assurance. À force de les questionner, ils finissent par vous dire : « Doc, dans l'intervalle, j'ai pris un peu de thé d'ail pour ma pression, j'ai utilisé de la poudre de cannelle pour le sucre, … jusqu'à ce que les choses aillent mieux économiquement, » … Que pouvons-nous faire dans de telles circonstances ? Les lignes directrices sont claires et nous devons les suivre. Dans de nombreuses occasions l'état de santé est grave et nécessite non seulement des experts, des interventions professionnelles, mais aussi la conformité aux médicaments.

Néanmoins, il y a des cas, et surtout de nos jours, où les remèdes populaires préparés à domicile, jouent un rôle très important dans le maintien de la santé. S'il vous plaît garder à l'esprit cela peut être une épée à deux tranchants. Vous devez avoir un minimum de connaissance et de bon sens, un bon jugement et la diligence appropriée afin de savoir quand il est absolument nécessaire de voir un médecin et lorsque vous pouvez utiliser des remèdes à domicile que vous pouvez préparer vous-mêmes. Donc tout le monde a besoin d'être prudent. Les nouvelles, les symptômes qui affectent le bien-être de chacun doivent être signalés à un médecin compétent qui peut adresser non seulement les symptômes mais aussi investiguer les faits pour s'assurer que rien n'est laissé au hasard. Cela exige jugement et perspicacité.

Qu'est-ce que nous entendons par « Remèdes à domicile » ? Ce n'est pas un concept nouveau. On en parle depuis des siècles. Il est également appelé les remèdes holistiques, remèdes alternatifs, remèdes de cuisine, remèdes de grand-mère… Il est généralement composé à base de fruits, de légumes, de plantes et d'herbes. Son domaine s'est élargi pour inclure dans de nombreux cas l'acupuncture, la thérapie physique, et le yoga.

Pourquoi les Remèdes préparés à la maison ont-ils tendance à devenir de plus en plus populaires ?

a.) La disponibilité et l'accessibilité des docteurs parfois laisse à désirer…

b.) Le coût de l'assurance et la rareté de la médecine conventionnelle dans bien des cas

c.) Les effets secondaires graves, les réactions allergiques de la médecine conventionnelle, ainsi que les statistiques publiées sur le taux de mortalité causée par des médicaments sur ordonnance et les conséquences des erreurs humaines dans les établissements médicaux

d.) La prise de conscience croissante sur le large spectre de maladies qui peuvent répondre aux remèdes naturels,

e.) La croyance publique qui veut que « ce qui est naturel est plus sûr, et sans produits chimiques ».

f.) La satisfaction d'être en mesure de pouvoir prendre soin de soi-même tout seul.

Quelles sont les conditions qui peuvent être adressées par des Remèdes préparés à la maison ? La réponse est : presque tous les maux ont un remède tout indiqué. Le dicton populaire : les remèdes de maison peuvent répondre à toutes les conditions de santé, sans coûts exorbitants et sans les risques de la médecine conventionnelle et la chirurgie.

Parmi les affections les plus courantes traitées par des potions préparées à la maison, nous pouvons inclure: l'arthrite, les allergies, l'asthme, la mauvaise haleine, les odeurs corporelles, la constipation, la diarrhée, le froid, les boutons de fièvre, l'indigestion, l'insomnie, les démangeaisons, les maux de tête, les pellicules, l'eczéma, les flatulences, le rhume des foins, les crampes péri menstruelles, le ronflement, le stress, la douleur, les soins de la peau, la beauté, la rage de dents, le blanchiment des dents, le mal des transports, une simple blessure superficielle ou une légère brulure au doigt, une petite ecchymose superficielle, le nez qui coule, une piqûre de moustique, la perte de cheveux, l'odeur des pieds, le nettoyage du côlon, les hémorroïdes, la désintoxication, les bouffées de chaleur, les troubles de la mémoire, les bosses de rasage, les grattelles, les crampes d'estomac, etc.

Parmi les remèdes à la maison qui sont couramment utilisés on peut citer: l'aloès, l'anis, l'avocat, l'orge, la belladone, le cactus, l'huile de ricin, le camomille, la cannelle, l'ail, le gingembre, le ginkgo biloba, le ginseng, le miel, les lentilles, la noix de muscade, la farine d'avoine, de l'origan, la papaye, la banane, la figue banane, la grenade, le menthe, le thym, la yohimbine …

On dit à tout bout de champ :

…prenez le thé au gingembre pour un rhume,

…prenez un peu de jus de cerise
pour vous aider à dormir,

…ajoutez la cannelle en poudre
à tous les aliments vous permet de
contrôler votre taux de sucre,

…utilisez un peu de vinaigre, manger
des pommes pour masquer votre faim
et perdre un peu de poids,

…prenez un peu de chocolat, ou
du sucre pour vos hoquets,

…utilisez la pelure de banane et le chou
pour vous aider avec vos hémorroïdes,

…prenez du lin ou le jus de prune, ou du miel
et du jus de citron pour votre constipation ,

…prenez du thé à la camomille
pour vous détendre,

…utilisez de l'eau chaude après
le rasage pour éliminer les bosses du
visage ou une éruption cutanée,

…mettez un peu de muscade dans la
bouche ou du gingembre contre les nausées,

…prenez vos thés de citron et
d'ail pour les antioxydants,

…servez-vous de l'huile de foie de morue,
d'oméga 3 pour le cœur et le cerveau,

…prenez un peu de jus de canneberge
ou une cuillère à café de jus de basilic et

du miel pour éviter les pierres ou éliminer
votre infection des voies urinaires,

…utilisez un peu d'huile de noix de coco
sur votre corps pour une belle apparence, …

La liste est longue et chaque lecteur a quelques anec-
dotes à l'appui des remèdes de maison pour les maux les
plus communs. Chacun peut dresser sa liste selon son
expérience personnelle ou familiale.

Je dois avouer que lorsque j'étais gosse et en grandis-
sant, je ne pouvais pas compter le nombre de thés, et de
tisanes, de portions prises pour des symptômes tels que :
maux de gorge, maux de tète, toux bénigne, certaines fiè-
vres ou des douleurs abdominales, sans oublier les purges
biannuelles pour nettoyer mon système gastro-intestinal
que m'imposait ma bonne mère. La dernière en date
était la suivante : j'avais l'habitude d'avoir des pellicules
et je me grattais la tète un peu trop jusqu'à ce que ma
mère l'ait remarqué. Elle m'intima l'ordre d'utiliser un
peu d'huile minérale ou de Listérine sur mes cheveux ;
et ce fut la fin de mes problèmes. Elle essaie encore de
m'imposer des potions et des thés ça et la « pour nettoyer
mon sang », me dit-elle souvent. Je dois avouer que je ne
les prends plus comme je le faisais quand j'étais jeune et
moins « sophistiqué ». Au fond, je sais que souvent ma
mère a encore raison. Ah ! l'amour de maman !

Certaines personnes vont jusqu'à vanter les propriétés curatives de ces remèdes de maison pour tous les cas,

y compris la pneumonie, les maladies des reins, du foie ou du cœur. Il faut être prudent ! La meilleure approche consiste à faire montre de bon sens. Si vous avez des douleurs à la poitrine, si vous ne pouvez pas respirer, si vous avez de sérieux maux de tète, si vous ne pouvez pas parler, ou marcher, ou voir, ou quoique ce soit d'inhabituel que vous éprouvez, faites une visite chez un médecin compétent ou à la salle des urgences à l'Hôpital le plus proche de vous. Parce que cela peut être aussi grave qu'une crise cardiaque, un accident vasculaire cérébral, une embolie pulmonaire, un cas d'appendicite, ou d'un cancer.

Tout problème de santé doit être d'abord adressé par un médecin compétent. Alors que nous apprécions le progrès et le taux de succès des remèdes préparés à domicile avec des éléments naturels, ils ne devraient ni remplacer ni concurrencer les soins médicaux réguliers. Toute décision d'utiliser les remèdes de maison pour une condition spécifique devrait être discutée avec votre médecin. Bien souvent un ajustement médical s'avère nécessaire. Si vous gardez le médecin dans l'obscurité, les choses peuvent se compliquer et cela à vos dépends.

C'est un privilège que de vivre à une époque où il y a une variété de choix pour traiter les diverses maladies qui affectent l'humanité. Les différentes approches ne doivent pas être en compétition les unes contre les autres. Tout devrait concourir au bénéfice ultime de tous les patients. Le grand public doit être de plus en plus instruit sur ses options. Les médecins doivent être plus ouverts et plus disposés à discuter ces options, les pros et cons de chaque choix avec chaque patient pour aboutir au meilleur choix possible et approprié pour chaque condition.

Le médecin et le patient disposent une variété de ressources disponibles par le biais de l'Internet, et des journaux réputés pour les aider à prendre la bonne décision. Puissions-nous avoir le discernement qu'il faut pour trouver l'information fiable et salutaire !

CHAPITRE X

Les étapes simples pour une vie saine et utile

Six facteurs clés qui déterminent notre santé

En tant que neurologue, j'ai un nombre assez imposant de patients du troisième âge. Un jour, j'ai demandé à Mme RS —octogénaire, mais qui avait plutôt l'air d'être dans ses soixantaines— « Comment faites-vous pour rester si jeune et en bonne santé ? » Elle s'arrêta un moment, puis dit : « Doc, bien que mon père mourut dans la soixantaine, la majorité des membres de sa famille vécurent longtemps. Quant à moi, Je reste très active, je conserve un esprit positif. Je mange bien, pas de féculents, pas de bœuf. J'évite les produits raffinés. Je ne fume, ni ne bois. Je ne prends pas de sodas. Je bois beaucoup d'eau et certains jus de canneberge. Je mange des fruits, les légumineuses, les légumes, les bananes vertes et je reste conforme aux recommandations de mes médecins. Je vais me coucher tôt, même si le sommeil prend son temps à venir. J'ai une bonne attitude. Je ne tiens pas rancune. Je fais mes petites promenades quotidiennes et je m'occupe des choses de la maison, de mon petit jardin… Tout ce que je ne peux pas gérer, je le confie à la superpuissance, et c'est tout ! »

Bien sûr, Mme RS a des courbatures, un peu de douleurs, de vertiges et de malaises et certains problèmes de santé chroniques. Mais, elle se débrouille assez bien. C'est une joie de la voir. Elle admet qu'elle triche ici et là sur ses habitudes alimentaires, mais seulement quand elle doit sortir, rendre visite à d'autres membres de la famille ou amis pour des occasions spéciales. À la maison, elle se fait un point de fierté à ne pas acheter certains produits, point barre.

Cette simple déclaration anecdotique illustre de façon éloquente les différents facteurs susceptibles de contribuer à une vie longue et satisfaisante.

Elle se définit à partir de six facteurs clés:

1. Les facteurs génétiques / familiaux / environnementaux

2. Le rôle de la diète et de l'exercice

3. Le recours à la médecine naturelle

4. Le rôle de la médecine conventionnelle

5. L'état d'esprit, l'attitude et la façon de concevoir la vie

6. 6-l'influence des pratiques religieuses et spirituelles

Ces 6 points ne sont pas nécessairement placés dans un ordre hiérarchique ou dans un environnement concurrentiel, de façon à être mutuellement exclusifs, mais ils sont concentriques, imbriqués les uns dans les autres. Ils travaillent en tandem pour maintenir une vie pleine de sens. Ils font partie de la tapisserie qui maintient la santé, la vigueur et la longévité.

A l'heure actuelle, tous les lecteurs sont familiers avec le corps humain, ce qui nous tient en vie, et pourquoi certains tombent malades. Selon l'Organisation Mondiale de la Santé (OMS), les conditions telles que les cardiopathies, le cancer, l'accident vasculaire cérébral, les maladies respiratoires chroniques et le diabète représentent les principales causes de décès dans le monde. Les grandes maladies chroniques sont responsables de 60% de la mortalité dans le monde, et comptent 43% de la charge mondiale de morbidité. L'OMS estime également que ces maladies chroniques non transmissibles continueront leur ravage jusqu'à représenter 73% de la mortalité d'ici quelques années. Aucun pays ne semble être exempt. Aux États-Unis, par exemple, selon le CDC (Centers for Disease Control and Prevention), les maladies chroniques comme les maladies cardiaques, les accidents vasculaires cérébraux, le cancer, le diabète et l'arthrite sont parmi les plus courantes et les plus coûteuses, mais qui peuvent aussi être évitables à bien des égards. Sept décès sur dix résultent de maladies chroniques. L'obésité est devenue une préoccupation majeure de santé. 1 adulte sur 3 est obèse et près de 1 sur 5 jeunes âgés entre 6 et 19 ans est obèse. C'est un énorme défi. Pourquoi ? Qu'est-ce qui se passe ? Les principaux facteurs qui y contribuent sont le tabac, la consommation d'alcool, l'hypertension artérielle, le diabète. l'hypercholestérolémie, un style de vie sédentaire avec une alimentation malsaine. Pour surmonter une telle menace, nous avons besoin de connaissance et de pratiquer ce que nous apprenons et ce ci de manière rapide. Il est grand temps de faire quelque chose pour renverser la tendance, rétablir notre santé et nous engager à mener une vie pleine et saine. Nous devons aussi nous engager à mener une vie pleine et saine.

En agissant ainsi, nous ne ferons pas partie des statistiques. La clé pour une vie saine et abondante incombe donc six principes clés. Nous ne pouvons pas dire grand-chose au sujet des risques liés à notre arbre généalogique, ou génétique ou l'âge. Toutefois, nous devons considérer aux moins les comportements à risque modifiables :

1. L'obésité et le surpoids doivent être adressés avec diligence. Nous devons contrôler notre appétit et la portion que nous mettons dans nos assiettes, cesser nos mauvaises habitudes alimentaires, apprendre et adopter une bonne alimentation pour réduire le poids et les maladies liées à nos mauvaises habitudes. Notre monde industrialisé a provoqué des changements à proportions énormes et lourdes avec des conséquences graves dans presque tous les domaines. Nos habitudes alimentaires : la quantité de nourriture que nous consommons, ce que nous mangeons, combien et comment nous mangeons, quand nous mangeons, où nous mangeons et avec qui nous mangeons ont un impact énorme sur notre santé. Nous devons avoir le courage de l'admettre afin de faire

les ajustements nécessaires pour inverser le cours de l'obésité et des maladies qui s'y rapportent.

2. Le style de vie-La technologie du monde industrialisé et l'augmentation du coût de la vie ainsi que notre quête pour une vie meilleure ont porté chacun de nous à augmenter le nombre d'heures consacrées au travail, le nombre de membres de la famille entrain de travailler. Ce qui à son tour cause une diminution du temps disponible pour faire autre chose, y compris les achats appropriés, le choix et la préparation des repas ainsi que nos relations au foyer. Nous sommes toujours pressés par le temps. Nous escomptons une bonne partie de notre existence à travailler à plein temps, temps partiel ajouté aux heures supplémentaires, et nous passons moins de temps à la maison.

En conséquence, nous sommes contraints de sacrifier beaucoup d'autres choses, y compris le choix des aliments sains, le temps passé ensemble pour manger, converser et apprécier tout ce qui nous entoure dans la nature. Cela nous affecte à bien des égards, y compris notre alimentation. Nous nous tournons vers la restauration rapide, nous mangeons rapidement et à tout moment, nous mettons la main sur la première chose disponible et en route pour le boulot.

Du même coup l'industrie alimentaire s'ingénue de plus en plus à trouver des plats, des moyens, des offres pour nous attirer, nous captiver et satisfaire notre palais et flatter nos papilles gustatives. Pour beaucoup, la nourriture est leur seule source de plaisir dans la vie. Souvent la préparation saine est sacrifiée pour la saveur et la poursuite d'un certain plaisir. La restauration rapide est commode et très sympa. « Nous voulons l'avoir à notre façon », car « nous méritons une pause aujourd'hui ». Chacun d'entre nous peut voir les conséquences dans la nouvelle génération d'aujourd'hui.

Comme si cela ne suffisait pas, nous devenons physiquement inactifs, immobiles. L'idée de marcher, courir, faire du sport dans le quartier, le vélo, la natation sont en train de disparaître. Ces exercices sont remplacés par des activités sédentaires comme : regarder la télévision, jouer à des jeux vidéo, envoyer des SMS, tout en mangeant des pop-corn entrecoupé de sodas sucrés et de bribes de conversation en ligne (via internet) avec des amis. Dès fois la majeure partie de nos visites au réfrigérateur deviennent automatique. Nous mangeons et buvons tout ce qui est disponible sans même le réaliser et sans avoir faim.

3. Facteurs de risques comportementaux.- Encore une fois, la poursuite de notre confort et voulant profiter de notre liberté et notre quête du bonheur, nous devenons snob. Comme des êtres sociaux, nous commençons à explorer les choses qui semblent donner l'extase, un sentiment de bien-être, une apparence de bonheur. Nous voulons créer notre petit paradis. Nous nous concentrons sur le moment présent tout en igno-

rant les conséquences plus tard. Donc, certains se livrent et contractent de mauvaises habitudes telles que : l'usage du tabac, la consommation de drogue, la consommation d'alcool, et d'autres comportements à risque, des actions irresponsables qui ont un impact négatif sur notre existence qui est unique et limitée. La vie est précieuse et fragile.

4. Environnement-Encore une fois, dans notre soif de satisfaction, mordu par l'aiguillon de la curiosité et la poursuite de tout ce qui nous égaie come étant un droit bien mérité pour le progrès croissant, nous avons fait des découvertes gigantesques et accompli de grandes choses auxquelles les générations avant nous ne sauraient rêver. Mais dans notre quête insatiable de connaissance nous avons aussi fait un certain recul significatif qui doit être abordé. Beaucoup ont négligé la notion de prévention. Nous avons contracté certaines habitudes qui sont devenues difficiles à surmonter. Nous avons traité la nature comme un abime sans fin dans lequel nous pouvons jeter nos différents types de déchets toxiques. Nos grandes découvertes ont aussi entraîné des changements nocifs dans notre environnement, et provoqué la réaction de la Nature avec des conséquences sur notre bien-être. Notre environnement est empoisonné par des produits chimiques, les pesticides, les polluants, les matières radioactives qui affectent notre santé. La localisation des industries, les types d'énergie, la gestion des déchets affectent notre santé. Le processus d'urbanisation, la

construction de la communauté, la conformité, les types de logement, le quartier, la pollution, la sécurité, l'éducation et de nombreux autres facteurs ont leur impact sur notre bien-être.

Curieusement, notre développement économique, la situation financière, le taux de chômage, le niveau d'éducation ont des conséquences sur notre santé. Notre tranche de revenu affecte l'endroit où nous vivons, qui nous fréquentons, nos habitudes, notre niveau de sécurité et de stabilité, notre alimentation, notre niveau de stress, notre attitude et notre perspective globale sur la vie, par conséquent, affectent notre vie et notre santé.

XXIe siècle : Le siècle de la médecine intégrative

C'est à longueur de journée que nous entendons parler de l'escalade des coûts pour les soins de santé. En l'an 2010, les dépenses médicales avaient presqu'atteint 2,6 milliards de dollars. Décidément, le prix et la qualité des soins médicaux prodigués restent une préoccupation pour beaucoup. On prévoit que la situation ne va pas s'améliorer dans un proche avenir. Le principal défi est de trouver une formule où les soins de santé peuvent être plus abordables, plus efficaces, sans limiter leur accès à ceux qui en ont besoin, et sans nuire à leur qualité.

Selon l'Organisation Mondiale de la Santé, « La santé est un état de bien-être complet sur les plans physique, mental et social, et ne consiste pas seulement en une absence de maladie ou d'infirmité » Compte tenu de cette définition, nous savons que certaines conditions spécifiques doivent être remplies pour jouir d'une bonne santé et être en mesure de s'épanouir dans tous les aspects de la vie.

Cela coïncide avec l'approche judaïque trouvée dans la Bible où le mot hébreu « Shalom » utilisé dans l'Ancien Testament signifie non seulement « paix », mais aussi un parfait bien-être pour tous les éléments qui composent l'être humain. Cette même idée est reprise par l'apôtre Jean en Jean III verset 2 « Bien-aimés, je souhaite par-dessus tout que tu prospères a tous égards et sois en bonne santé, comme prospère l'état de ton âme ». Sur cette façon de concevoir la santé, le monde médical doit aborder les conditions humaines différemment. La seule façon authentique d'approcher la santé est la manière holistique. En d'autres termes, avec tout le respect dû aux instances établies et qualifiées, la médecine doit embrasser l'être humain dans son ensemble. Cela signifie non seulement la partie physique, appelé corps, mais aussi l'âme et l'esprit.

Chaque fois que nous avons affaire à une maladie, nous ne pouvons pas l'isoler au corps seulement et ignorer l'esprit inquiet, les facteurs socio économiques de ce patient ainsi que le bien-être global de la personne concernée.

Par exemple, Madame JR me visitait régulièrement avec son taux de sucre et sa tension hors de contrôle. Je lui donnais le sermon habituel sur les conséquences de sa maladie et la nécessité de suivre mes recommandations pur éviter un accident cérébral ou une crise cardiaque… Elle ne voulait voir aucun autre médecin malgré mon insistance. Je n'obtenais jamais le résultat voulu jusqu'au moment où je pris du temps pour lui demander de me dire un peu de ce qui se passe dans sa vie. Alors j'appris que son fils était en prison, sa fille prenait le peu d'argent qu'elle avait pour s'acheter de la drogue, et son mari l'accusait d'être responsable de la situation. Donc croyant qu'elle était coupable, elle passait des nuits blanches à pleurer ; elle n'avait pas d'argent pour s'occuper de ses besoins de base. Je pris du prendre du temps pour lui expliquer que les enfants – une fois majeurs- sont libres de faire leur choix et d'en payer les conséquences. Elle finit par le saisir, elle pleura un peu. Mais le résultat devint différent après cette rencontre.

Souvent le médecin oublie le rôle qu'il joue et la façon dont le patient tend à le percevoir. Ne soyez pas étonné si un patient voit en son médecin un héros. Or, il est désastreux pour un héros de décevoir ses admirateurs. Le docteur peut par un sourire, une poignée de main, un « comment vous portez-vous, et la famille ? » faire la différence dans la vie d'un patient ne serait-ce pour une journée. Je rappelle souvent à mes employés, qu' « aucun patient ne doit laisser ma clinique médicale sans se sentir un peu mieux que lorsqu'il y était entré ».

Tout compte fait, la médecine naturelle ne doit pas être conçue comme une alternative à la médecine allopathique, mais la médecine allopathique devait se joindre à la pratique de la médecine naturelle et les deux devraient apporter les ajustements, révisions, et corrections appropriées afin d'être conjointement sous le même parapluie de la SANTÉ. Au lieu de la compétition, ces deux branches auraient du évoluer comme les deux faces de la même monnaie. Elles devraient s'harmoniser pour permettre à chaque être humain de bénéficier au maximum de notre système de santé tout en restant engagé à « ne pas nuire » aux patients. C'est pourquoi la médecine intégrative est accueillie à bras ouverts par les prestataires de soins qui en découlent. Il s'agit d'un engagement trop longtemps attendu.

Il est grand temps de voir tous les patients non exclusivement en fonction de notre spécialité, notre domaine d'expertise ou d'intérêt, mais pour y inclure tous les aspects de la vie de chaque patient. La Médecine Intégrative permet au fournisseur de soins de santé et au patient d'entrer dans une alliance, un engagement mutuel en vue de faire de leur mieux pour le patient.

Il s'agit d'une approche d'équipe où les deux parties sont gagnantes : le patient peut faire confiance au médecin et est motivé pour se conformer et suivre les recommandations du docteur. Il n'a pas peur de lui communiquer son appréhension. De son coté, le médecin peut discuter des questions relevant de sa préoccupation, lorsque le patient est convaincu que le médecin fait montre de diligence pour son bien-être.

Le médecin ne peut pas se comporter comme un « tout-puissant » qui sait tout et exige une obéissance absolue. Il faut réaliser que certaines maladies bénéficient non seulement de la médecine occidentale en général, mais aussi de certaines méthodes alternatives. Le docteur devrait être ouvert à certaines étapes simples et naturelles qui peuvent aboutir au même résultat qu'une éventuelle intervention médicale invasive conventionnelle. Le médecin ne doit pas hésiter à utiliser le bon sens. Il est prêt à faire les ajustements nécessaires aux prescriptions médicales régulières quand il est informé et peut vérifier une certaine amélioration dans l'ensemble de l'état médical du patient.

Par exemple, ma mère se servait de thé d'ail et d'autres ingrédients dus à son usage de plantes et d'herbes pour adresser son hypertension artérielle. Je lui ai expliqué que le défi consistait pour elle à déterminer le bon dosage et le niveau de concentration des ingrédients dans chaque tasse de thé d'ail qu'elle prenait. Alors, elle s'engagea à continuer ses médicaments, tout en tenant un journal et en surveillant sa pression quotidienne, y compris les heures avant et après son thé. Elle devait également régulièrement se soumettre aux tests prescrits en labo pour le suivi de l'évolution de son état à partir d'indices présents dans le sang et l'urine. La lecture de ces précieux indices renseigne sur les fonctions rénales et hépatiques.

Si nécessaire, des ajustements sont alors apportés à sa médication. Son médecin privé n'était pas trop heureux à ce sujet, au départ, mais il finit par coopérer quand il remarqua les résultats obtenus. Grâce à certains patients, l'un de mes collègues apprit le bénéfice de la cannelle en poudre sur le contrôle de la glycémie, etc. L'idée principale est d'être prêt à apprendre de tout le monde, et à vérifier ce qui est dit ou enseigné.

La Médecine Intégrative ne peut pas rejeter l'approche conventionnelle à brûle-pourpoint et prétendre être la meilleure. La confrontation, l'approche accusatrice, l'esprit fanatique n'a pas sa place dans la médecine. Au contraire, pour le bénéfice de toute l'humanité, la médecine authentique doit se reposer sur une science solide, la recherche impartiale, et un esprit ouvert afin d'accepter les changements vérifiables pour le bien-être de tous. La médecine authentique ne peut pas être réactive, mais proactive, championne de l'éducation, la prévention et la conservation et la promotion de la sante. La Médecine Intégrative n'est pas une menace pour la médecine conventionnelle, il s'agit plutôt d'un moyen pour en élargir le cadre pour s'assurer du succès du traitement, la compréhension et la coopération entre le patient malade et le médecin.

Le temps est venu où tous les médecins devraient être au courant, et formés en médecine Intégrative. Les écoles de médecine et tous les programmes de résidence dans tout le pays devraient l'inclure dans leur programme.

Lorsque le médecin voit le patient dans son ensemble, il sera en mesure non seulement de se concentrer sur les principaux griefs qui lui portent à le visiter dans le bureau, mais le médecin cherchera aussi à déterminer quels sont les autres facteurs qui peuvent influer tout son être : son esprit et son corps. Beaucoup de conditions physiques ne sont pas des cas indépendants ou isolés, mais sont la manifestation d'une série d'événements portant sur le mode de vie, et l'état d'esprit du patient. C'est aussi une façon de diminuer le coût des soins de santé. En conséquence, le patient se sentira plus en confiance pour aller chez le médecin et fournir l'information vraie qui aidera le médecin à poser le bon diagnostic, écrire la prescription convenable en fonction des besoins. La vraie médecine implique l'utilisation des approches conventionnelles et alternatives, une approche globale, une vue intégrative des soins de santé.

CHAPITRE XI

Conseils pratiques pour une vie saine et utile

La lutte pour rester en bonne santé commence bien avant notre naissance. Alors que nous sommes encore dans le sein maternel, de nombreuses décisions sont prises sans notre consentement ou nos opinions. Elles ont tendance à nous affecter à jamais. Un manque de connaissance conduit les parents à vouloir des bébés sages qui ne pleurent pas trop, qui mangent et deviennent joufflus, et bien nourris. Nous oublions souvent que ces types de bébés bien —arrondis et potelés développent assez bien leurs potentiels pour grossir. Plus tard, par un concours de circonstances, ils atteignent leur plein potentiel et deviennent obèses pendant une bonne partie de leur vie. Si la longévité est importante, la qualité de vie aussi ne doit pas être négligée. Il faut une compréhension plus simple de la vie. Une vie saine qui est pleine d'énergie et de joie dépend de quelques ingrédients de base. Voici douze clés pour une vie saine :

L'eau : L'eau demeure la source de la vie. Personne ne peut vivre au-delà de 72 heures sans eau. Formée de parties minuscules, elle remplit une fonction capitale pour tout être humain. Environ quatre-vingts pour cent de votre sang, soixante pour cent de votre corps, et soixante quinze pour cent de votre cerveau sont formés d'eau. Sans une quantité d'eau suffisante, le sang devient plus épais, et sa circulation diminue. Le corps manque alors d'oxygène et d'autres éléments très importants. Il perd sa capacité à se débarrasser des toxines et donc ne peut bien fonctionner. Quant au cerveau, il reçoit moins d'oxygène et de glucose. Bref, tout le système en pâtit. Nous avons besoin de 6 à 8 verres d'eau par jour pour maintenir notre équilibre corporel. Les autres boissons comme le jus, le soda, ou l'alcool ne sauraient remplacer un verre d'eau pure et fraiche. Tout liquide n'est pas nécessairement de l'eau ! Il nous faut aussi nous assurer de la qualité de l'eau que nous buvons. Généralement, le service de santé publique s'assure de la potabilité de l'eau. Cependant, ceux qui le peuvent s'offrent un filtre à eau à domicile ou s'achètent de l'eau embouteillée. Là encore nous devons vérifier l'endroit où l'eau a été puisée. Que dire du rôle de l'eau dans la nature, dans la météo, ainsi que dans la vie des plantes et des animaux ! Un simple coup d'œil sur une mappemonde donne à voir l'étendue de l'eau sur la surface du globe sous formes d'océans, de mers, de fleuves, de lacs… Sans eau, la vie serait impossible sur terre. D'où l'intérêt à ne point la gaspiller.

L'air : Ce mélange de gaz en combinaison avec la vapeur d'eau et les minuscules impuretés de l'atmosphère, est essentiel à la vie. L'air nous enveloppe et circule à travers le système de tout organisme vivant. L'une des séquelles de la révolution industrielle est la pollution de l'air par les gaz nocifs et autres substances nuisibles à la santé. L'oxygène, tiré de l'environnement, passe à travers les narines pour atteindre les poumons qui le distribueront dans le sang et dans tous les tissus du corps. La diffusion, la respiration et la circulation du sang sont des processus vitaux qui continuent toute la vie. En cas d'accidents ou d'abus, nous encourons un dysfonction-nement des ressources vitales. Les cellules, les tissus et l'organisme finissent par en subir les conséquences. D'où la nécessité de conserver l'air pur dans l'environnement, d'apprendre à respirer profondément par les narines et d'expirer par la bouche. Des promenades en plein air, sur la plage, le long des haies et des futaies sont de bons exercices pour respirer de l'air pur.

L'alimentation : Pour répondre aux exigences de son environnement, l'organisme à besoin d'une alimentation variée et balancée : protéines, glucides (sucre), lipides (matières grasses), vitamines et oligo-éléments. Chacune de ces matières répond à une fonction particulière visant à maintenir la santé. Si les glucides et les lipides prodiguent de l'énergie, les protéines aident à la croissance et à la réparation des structures tandis que les vitamines et les oligo-éléments veillent au bon fonctionnement du métabolisme des cellules et des tissus, et au maintien de la machine humaine. Parce qu'aucun aliment n'est en mesure de prodiguer seul tous les éléments essentiels à l'organisme, il convient d'en consommer une grande variété composée de fruits, de céréales et de légumes. Ajoutons-y le lait naturel le poisson, un peu de miel et les boissons non alcoolisées. Nous avons ainsi un éven-tail imposant qui nous permet de faire un choix judicieux et de suivre un régime équilibré. Les céréales, les fruits et les légumes fournissent assez de corps gras non saturés, de glucides, de vitamines, de minéraux et de fibres pour conserver une excellente santé. Il y a assez d'éléments nutritionnels et énergétiques pour tous les goûts. La consommation de viande devient facultative pour ne pas dire inutile. Et ces habitudes une fois acquises produisent d'heureux résultats : l'amélioration et le maintien d'une bonne santé. Rappelons-nous qu'il faut manger lentement et à des heures régulières, et prendre garde à la contamination et aux produits chimiques, notamment les insecticides. D'où la nécessité de bien laver les produits de la terre. Quoi qu'il en soit, les fruits, les céréales et les légumes restent des aliments dont l'effet positif sur l'organisme humain n'est plus à démontrer. Selon les données scientifiques récentes, de tels régimes peuvent réduire considérablement le risque d'Alzheimer. Bref, nous sommes ce que nous mangeons. Avec la tendance consistant à ajouter des produits chimiques, il faut faire attention à ce que nous mangeons, même pour ce qui concerne les fruits, les légumes, le lait et le poisson. Dans bien des cas, on est obligé d'avoir recours au supplément de vitamines.

Le soleil : Ses rayons prodiguent à notre planète de l'énergie, de la chaleur de la lumière et en même temps ils la purifient. Dans les pays où l'alternance des saisons est prononcée, les chercheurs ont noté que l'être humain se sent mieux quand il est exposé aux rayons du soleil, ne serait-ce que pour quelques minutes par jour. Ainsi, en automne et en hiver, certains souffrent d'irritation, de saute d'humeur mineures, développent des symptômes comme la dépression, la perte d'intérêt au travail, un manque d'énergie et de concentration surtout pendant l'après-midi, une augmentation du nombre d'heures de sommeil, sans pour autant satisfaire le besoin constant de dormir, la tendance à fuir les activités sociales et une baisse d'appétit. À de telles personnes, nous conseillons de voir un médecin pour s'assurer des raisons à la base de tels changements. Nous avons tous besoin d'une certaine dose de lumière naturelle du soleil pour maintenir la sante. En même temps, nous devons nous protéger contre la surexposition au soleil, car cela peut nous causer du tort, y compris le cancer de la peau.

Le repos : Le repos physique et mental sont indispensables pour maintenir l'équilibre. Ils favorisent une meilleure santé, fortifient le système immunitaire et nous rendent plus productifs. Une bonne nuit de sommeil prodigue un regain d'énergie et nous épargne bien des accidents. Le sommeil conserve la jeunesse, améliore l'humeur (en contribuant à la synthèse de l'hormone Mélanine) et contribue à la longévité. Il n'y a pas longtemps, il a été signalé qu'une sieste à la mi-journée contribue à la santé du cœur. Il nous faut cultiver et garder l'habitude de dormir à des heures régulières. Le nombre d'heures varie selon les individus. Dans la majorité des cas, un minimum de 6 heures est suggéré, mais le nombre exact dépend de l'individu. Il est aussi conseillé de se coucher tôt le soir et de se réveiller le matin sans le secours d'une alarme. Quand nous travaillons constamment et sans répit, nous devenons inattentifs, sujets à des accidents, lents, nerveux et irritables. Notre performance en est aussi affectée. D'ailleurs la Bible ordonne de travailler six jours et de prendre un jour de repos. La nature divise le jour en journée et en nuit. Tout cela marche de pair avec notre physiologie. Le sommeil et le repos doivent faire partie intégrante de nos plans quotidiens. Ils ne sont pas facultatifs.

Sports et Exercices physiques : Avec le perfectionnement de la technologie, nous sommes devenus plus sédentaires, plus passifs. La technologie utilisée à outrance nous rend paresseux : ascenseur, voiture, escalier électrique, télécommande, internet… Il nous faut faire un effort constant pour pratiquer des activités quotidiennes susceptibles de nous aider à rester en bonne santé.

Pour de nombreux individus, le sport consiste à s'asseoir dans son fauteuil, à regarder et à applaudir ce qui se fait à la télévision. Ils achètent toutes sortes d'équipements possibles pour l'exercice, mais ils les utilisent à d'autres fins telles des cintres pour les vêtements.

Les bienfaits de l'exercice physique sont toutefois multiples. Le sport diminue la tension artérielle ainsi que le taux de cholestérol, de diabète, d'accidents cérébraux et de crise cardiaque. Il nous garde jeunes, alertes, flexibles et habiles. Il réduit la sensation de stress, rajeunit et fortifie la structure osseuse et musculaire, stimule le système immunitaire, nous aide à contrôler notre poids, relève le moral, l'humeur et la confiance. Un minimum de 20 à 30 minutes de marche quotidienne ont un effet bénéfique sur le physique et sur le mental. Nous devons profiter de toute occasion susceptible de nous rendre plus actifs. Par exemple : monter les escaliers au lieu de prendre l'ascenseur, marcher pour aller prendre le métro, se promener seul ou en compagnie d'un ami, tondre le gazon, faire du jardinage, déblayer la cour, la maison et le garage, enlever la neige autour de la maison, danser, s'amuser avec les enfants.

L'aérobie est encore meilleur pour ceux qui le peuvent. Bien entendu, le volume et la qualité des exercices restent une affaire individuelle. Il est sage d'en discuter avec son médecin d'abord pour éviter les erreurs. Après tout, le but visé, c'est d'améliorer sa santé et la qualité de sa vie, de commencer lentement suivant son âge et son état de santé, Qui ne rêve d'une vieillesse gracieuse ?

La propreté : La propreté est une qualité universellement bienfaisante et à la portée de tous. Elle procure un cadre reposant, un environnent sain, la joie et le respect. Si on doit choisir entre un palais somptueux, pourvu de meubles somptueux, et d'appareils les plus couteux, mais sale, chaotique et infecté et une chaumière propre et bien entretenue, l'individu sensé optera pour cette dernière. La propreté est le miroir du caractère, le reflet de votre esprit et de votre état d'âme. Une visite inattendue peut s'imposer et cela peut malheureusement donner une idée de votre personnalité. Une maison doit être toujours propre. Et quand ce n'est pas possible de la garder toujours impeccable, le salon, la cuisine et les toilettes doivent toutefois constamment être prêtes à recevoir n'importe quel invité, y compris un roi. Un environnement accueillant et une maison propres contribuent aussi à la santé. Nous ne devons jamais confondre propreté et richesse ; celle-ci n'implique pas celle-là.

Récréation : L'un des moyens de rester lucide et équilibré consiste à nous divertir. Certains bossent sans arrêt 7 jours sur 7. Ils risquent de craquer. Ils confessent se sentir coupables lorsqu'ils passent quelques instants à se détendre. Lorsque la maladie nous force à nous reposer, ce repos devient un fardeau. L'habitude de nous divertir, selon nos besoins, donne une dimension nouvelle à la vie. Les vacances, les activités sociales et récréatives rajeunissent, élargissent l'horizon de la vie et ouvrent de nouvelles perspectives sur l'avenir. Il faut différencier le travail de la récréation. Nous avons tous besoin de moments de répit pour renouveler nos forces, regrouper nos pensées afin de reprendre avec plus d'élan la route tout en conservant sa santé. Même une voiture toute neuve doit être réparée régulièrement afin de fonctionner pleinement et de façon efficace. L'être humain aussi a ses besoins de « tune-up » régulièrement. Les loisirs constituent le principal outil pour retrouver la vigueur et la vitalité pour que notre énergie se renouvelle. Il faut se rappeler qu"on peut vivre sans argent, mais si on détruit sa sante, tout l'argent au monde peut ne pas être en mesure de la rétablir. La vie est courte, il faut aussi savoir en profiter. Prenons du temps pour nous promener, admirer les oiseaux, les animaux, les plantes, et les fleurs multicolores. Penser aux voyages, aux croisières. Passer du temps avec soi-même, les êtres chers, la famille, les petits-enfants et les enfants, les amis…Vous le méritez bien. Après tout, il viendra un moment où seuls les souvenirs vous survivront. C'est à vous de les multiplier et de les rendre aussi plaisants que possibles et pour vous et pour ceux qui après vous vivront la période du « jamais Plus », après votre départ de ce monde.

La gestion du stress : Le monde moderne a fait du stress un compagnon omniprésent, si ce n'est le maître impitoyable de la vie de chacun. Que ce soit à la maison, au travail, ou sur la route, le stress est capable de vous consumer tout vivant. Bien qu'un minimum de stress soit nécessaire pour le plein fonctionnement du genre humain, le flux constant de stress est malsain. Votre corps réagit de la même façon au stress, quel que soit sa source. Trop de stimulations mentales, physiques, voire émotionnelles à un rythme constant peuvent avoir un impact délétère sur vous. La réaction au stress est propre à chaque personne. Le stress peut causer l'irritabilité, l'insomnie, les migraines, la douleur, la modification de l'appétit, le malaise, la fatigue, et toute une variété de pathologie dans l'organisme, sans oublier la dépression et l'affaiblissement du système immunitaire. Le stress affecte aussi le cerveau et le cœur. Pour faire face au stress et ses différentes formes, vous avez besoin de prendre les mesures suivantes :

- Reconnaître son existence

- Identifier ses causes

- Penser aux sources non identifiées ou cachées

- Reconnaître les symptômes

- Élaborer des stratégies appropriées pour le désamorcer : respirations, marche, promenade en pleine nature, exercice, massage, natation, vélo, jeu de balle, gymnastique

- Faites un effort conscient pour réduire le stress

- Traiter le stress avec diligence : développer la perception convenable d'une telle condition et l'hygiène de vie appropriée pour la gérer. Par exemple, la méditation et les loisirs. Avec un monde fait de stress, d'anxiété, de peur et d'imprévus ; la méditation nous permet de faire le vide en nous. Elle nous offre l'oasis bienfaitrice où le pèlerin, traqué par les obligations quotidiennes, peut faire escale et récupérer. Créer un moment de méditation durant la journée s'avère une nécessité pour tous. En quoi consiste la méditation ? Sa définition varie avec la culture et les croyances. Pour certains, c'est un moment favorable pour entrer en contact avec le Monarque Souverain de l'univers pour y puiser le calme et la sérénité nécessaires. Pour d'autres la méditation sert de canevas à l'harmonisation totale de l'être. Selon les chercheurs elle peut réduire la tension artérielle, diminuer le rythme cardiaque, améliorer le métabolisme et la circulation sanguine tout en procurant un meilleur degré d'oxygénation. Elle a ainsi un effet thérapeutique sur la douleur physique et les troubles psychiques. Il vaut la peine de savourer ce moment de méditation comme l'eau limpide d'une source fraîche qui désaltère. Tâchons d'en profiter au maximum. Essayons de nous en offrir régulièrement. Nous serons étonnés de son impact bienfaisant sur tout l'être.

Amour : Il est écrit ; « ces trois choses demeurent : la foi, l'espérance et l'amour, mais la plus grande d'entre elle est l'amour ». L'amour est la colle qui soude tous les autres éléments contribuant à faire de la vie ce qu'elle est. C'est le canevas sur lequel on dessine son existence. En fait, il est bon de faire de l'exercice régulièrement, de manger correctement, de se détendre, de se promener sur la plage, dans les forets ou à la campagne, d'escalader des montagnes, d'aller à la piscine, de prendre soin tant de son for intérieure que de l'extérieur, d'avoir un passe-temps, de maintenir une vie équilibrée, et bien plus encore. Mais finalement, tout tourne autour de l'amour. L'amour de soi pour prendre soin de soi au quotidien, assez d'amour pour être utile aux autres et faire une différence positive dans leur vie, pour apprécier tout ce qui vous entoure et être reconnaissant pour tout et tous. L'Amour conquiert toujours tout.

Les médicaments : Une diète équilibrée, des exercices, de la discipline, une bonne attitude, de l'amour et la pratique de bonnes habitudes procurent une santé robuste, du moins l'améliorent. Cependant, pour des raisons indépendantes de notre volonté, il nous arrive d'être malades. Les causes d'une maladie peuvent être multiples. Il en est qui sont au-delà de tout contrôle.

Que faire si la maladie frappe à notre porte ? Il nous faut consulter un médecin sans délai. Laissons-lui le soin d'établir son diagnostic, de confirmer ou d'infirmer nos appréhensions et de nous guider vers la bonne marche à suivre selon notre état. Évitons le renvoi de nos rendez-vous à une date ultérieure. Les données statistiques regorgent de cas malheureux où des gens auraient pu être sauvés s'ils s'étaient donnés la peine de voir leur médecin à temps et de suivre ses conseils.

La médecine préventive est encore peu pratiquée. La médecine du monde occidental, pour ne pas dire celle de toute la civilisation actuelle, se base sur les données scientifiques et les examens de laboratoire, le diagnostic, l'étiologie et le traitement.

Les traitements sont généralement d'ordre pharmaceutique. Toute autre approche est pour le moins imprévisible. Or, avant de parler de traitement, la nécessité d'un dialogue avec le patient demeure primordiale. Cette conversation permet de mieux comprendre l'histoire de la maladie et ainsi de mieux cerner le cas. Dans les conditions chroniques, la médecine conventionnelle devient plus palliative que curative. De plus, ne vaudrait-il pas mieux penser à une alternative dans des conditions telles que l'obésité, le diabète ou la tension artérielle ? Bien souvent les praticiens ne détiennent pas de preuves convaincantes qui pourraient les porter à opter justement pour une forme palliative de traitement. Toutefois, la meilleure approche est encore celle qui veut que chaque patient prenne en main sa santé en entamant une meilleure diète et en faisant des exercices appropriés à sa condition de bien-être.

Cher ami, si cela te tente d'essayer la médecine naturelle, fais-le avec beaucoup de prudence. Il est essentiel, avant tout, que ton taux de sucre soit d'abord contrôlé et ta tension artérielle régulière. Si tout va bien, que les résultats sont normaux, le médecin peut être amené à éliminer ou à diminuer les médicaments. Il faut arriver à un stade où la médecine préventive prendrait sa place aux dépens d'une médecine réactive. Nous devons aussi développer la bonne habitude de consulter régulièrement le médecin.

La spiritualité : Il est sain d'avoir une vie utile, de savoir que vous pouvez faire la différence dans la vie d'autres personnes. Lorsque vous savez que vous êtes apprécié, respecté pour être utile, empathique ; lorsque vous entretenez de bonnes relations intercommunautaires et contribuez au bien-être des autres, vous bénéficiez d'une certaine satisfaction, la joie, la paix et cela contribue à votre propre bien-être. En outre, quand tout cela échoue, vous pouvez compter sur votre foi qui vous donnera de l'espoir, de l'optimisme, du courage pour persévérer ; ce qui aura également un effet positif sur votre santé globale. Et puis rien n'égale la satisfaction qu'après tout on a fait tout ce qui dépend de soi sans orgueil ni malice.

Les Finances : Si notre statut économique ne figure pas parmi les 12 clés citées, il ne demeure pas moins influent. C'est Pierre Vincent qui disait, « l'important ce n'est pas d'avoir beaucoup d'argent, mais d'en avoir assez. » Le dilemme réside dans notre capacité de réaliser quand nous en avons assez. La réalité de la vie nous dicte que généralement cela n'arrive pas. D'où la nécessité pour chacun de nous de trouver la formule idéale pour bien gérer le peu que nous avons. Ce chapitre, voire ce livre, serait incomplet si nous omettions de considérer le rôle de l'argent dans notre santé. Car si l'argent ne peut pas la garantir, il peut du moins nous aider dans les choix que nous faisons, dans ce que nous achetons et consommons, et dans la qualité des soins médicaux que nous recevons. En effet, les statistiques et les innovations médicales nous indiquent que les modes de vie évoluent et continueront à avoir un effet positif sur la durée de vie de chacun. Cela va de pair avec une augmentation des dépenses tant au niveau des services publics de santé qu'au point de vue familial et individuel. Il est donc de grande importance que chacun de nous trouve la formule qui facilite un équilibre favorable pour notre survie financière, et pour une mise à contribution appréciable de notre santé. Aussi convient-il de faire l'inventaire de sa vie en ce moment pour voir comment on arrive à éliminer ses dettes, à s'éduquer et éduquer ses enfants, prendre soin de ses parents, de sa famille de façon adéquate, à voler au secours d'autrui pour des raisons judicieuses, se ménager des moments de loisirs et en même temps avoir quelques réserves pour les imprévus.

Bref, l'habileté de s'acquitter de ses obligations de façon respectable est un moyen de contribuer à sa santé. Généralement, quand nous réussissons, nous ne faisons pas la une des journaux. Nous n'avons pas besoin d'être des milliardaires pour être convaincus de notre réussite financière. La réussite financière ou autre est fonction de nos objectifs, de nos ambitions. Elle demeure une affaire individuelle. Chacun de nous a su découvrir la formule qui lui convient. S'il est satisfait de son niveau de vie, de ses choix, alors ça y est ! Il a réussi. Et cette satisfaction l'aide à maintenir sa santé. N'allons pas croire que la réussite passe nécessairement par l'austérité. Elle n'est pas non plus pour ceux qui mènent une vie dissolue.

Pour y arriver, nous devons : définir l'objectif visé, faire l'inventaire de la situation environnante et personnelle, établir un ordre prioritaire, avoir un budget selon nos revenus et dépenses, déterminer un plan d'action, l'appliquer, le réviser et l'ajuster régulièrement... Quiconque se propose de réussir doit s'habituer à l'idée d'être confortable dans la « zone » qu'impose le succès, franchir les étapes nécessaires et se rappeler que rien de grand ne se fait à la légère, ni à la hâte. Il vaut mieux écouler sa vie avec un plan de performance financière que de n'en avoir aucun. Sans un objectif, on n'a nul besoin d'avancer vers le but. Quand nous ne préparons pas notre avenir. Nous choisissons de le subir. Et puis cela nous met en des situations stressantes qui ruinent notre santé. Une vie équilibrée exige qu'on ait un nombre d'heures de travail sans excès, des heures de loisirs, et des heures de sommeil déterminées, qu'on apprenne à se contenter de ce qu'on a, qu'on vive selon ses moyens sans jamais jalouser la position d'un autre.

Conseils pratiques pour les hommes

Avec le poids des ans, le risque de tomber malade augmente. Aussi une évaluation régulière s'avère-t-elle nécessaire pour tout homme âgé de 40 ans ou plus. Un examen annuel, ou aussi souvent que le médecin le conseille, doit être la norme. Les tests de routine comprennent, outre l'examen général, l'examen digital du rectum et de la prostate, la prise de tension, la taille et le poids, les tests sanguins (cholestérol, glycémie, sucre, anémie, fonction thyroïdienne, les électrolytes, l'analyse d'urine, et des selles, etc.), l'électrocardiogramme, la prévention du glaucome, la coloscopie, l'endoscopie, la radiographie pulmonaire et d'autres tests éventuellement basés sur l'histoire personnelle et familiale, et la présentation clinique. La fréquence de suivi dépend des résultats et de la décision entre le patient et le médecin.

Conseils pratiques pour les femmes

Un check-up annuel est un signe de prudence, de sagesse et de bon jugement. Les mêmes tests suggérés pour les hommes sont aussi indispensables pour les femmes, à part bien sûr l'examen de la prostate qui reste une affaire proprement masculine. Quant à la mammographie et à la cytologie (Frottis de Papp) leur importance n'est plus à démontrer. Il faut prendre la résolution dès maintenant de contribuer à améliorer ou à maintenir sa santé. Pour le faire, voici quelques étapes à suivre.

Étapes vers une vie meilleure

Parmi les principales causes de l'état insalubre dans le monde, nous pouvons citer : la qualité de la nourriture, l'environnement, et le mode de vie. Il y a eu beaucoup de discussions à ce sujet. Mais la question la plus importante est la suivante : Quelle est la solution ? Faut-il se précipiter dans un régime strict et spécial pour sept à dix jours ? Doit-on se promener avec un masque pour respirer, ou doit-on commencer à gravir mille marches en avant et en arrière pour être en bonne forme. De toute évidence, cela n'est pas possible. Alors, que devons-nous faire ?

Nous avons besoin de développer de saines habitudes alimentaires qui incluent de manger la bonne quantité au bon moment et de cesser de grignoter toutes les cinq minutes. Prendre l'habitude de manger correctement au moment indiqué, rester actif, et laisser la question de poids s'occuper d'elle-même. Certaines personnes ont vraiment un problème de poids qui nécessite des directives spéciales, les conseils, et même l'intervention d'un spécialiste, mais pour beaucoup d'entre nous il suffit de nous discipliner et de contrôler notre attirance vers la nourriture. Combien de fois avons-nous mangé juste parce que la nourriture était disponible ? Évitez les aliments raffinés et transformés qui sont saupoudrés d'ingrédients artificiels, de produits chimiques et de toutes sortes de conserves.

Apprenez à préparer et déguster des repas simples avec une quantité limitée de sel, de sucre, et des ingrédients trop épicés.

Utilisez des féculents non raffinés qui sont naturellement riches en fibres et faibles en gras, telle que les feuilles jaunes et les légumes verts, fruits frais entiers, les légumineuses, les salades, le blé entier, le riz brun, riz sauvage, les ignames, courges, patates, tout produits céréaliers et les céréales naturelles, sans ajouté du sucre. Le refrain reste « manger plus de fruits et de légumes ».

En fait, un tel régime affecte positivement notre santé. Il diminue le risque pour les maladies cardiaques, les accidents vasculaires cérébraux, le cancer, le diabète et l'hypertension. Il contribue également à la fonction vasculaire et à la perte de poids.

Envisagez l'apport adéquat de vitamines, de minéraux et d'autres micronutriments. Même une alimentation flexible, avec un mélange de fruits, de légumes, de noix, d'haricots, de la viande maigre et des produits laitiers faibles en gras sont considérés comme approprié pour certains. Le principe de base est le suivant : il y a assez de variétés pour attirer tout le monde vers une bonne santé alimentaire.

Regardez ce que vous achetez, comment vous le faites cuire, les endroits disponibles, et la quantité de temps que vous prenez pour le manger.

Tenez compte de ce que vous buvez et surveillez votre consommation de dessert.

Abstenez-vous de neutraliser l'effet d'une bonne alimentation en y ajoutant des choses telles que la vinaigrette, la mayonnaise, le beurre, les mantègues, le jus de viande, et les ingrédients facilement accessibles tels que le sel et le sucre sur la table. Si vous devez utiliser un exhausteur de goût, en particulier pour les débutants, Mrs. Dash et l'huile d'olive extra vierge sont suggérés.

Vous avez un déjeuner équilibré et solide (fruits, céréales sans sucre ou très peu de sucre, de jus, faible en gras alternativement, et le lait écrémé).

Lorsque, vous être pris dans une véritable ruée, optez pour une banane, alternativement, une pomme, ou un autre fruit.

Buvez beaucoup d'eau. Rappelez-vous que l'eau est meilleure que le jus.

Cultivez une attitude positive et apprenez à profiter de chaque minute de la vie.

Évitez de manger tard la nuit immédiatement avant de se coucher.

Dormez à des heures régulières. Ne pas sacrifier le sommeil pour les loisirs, tels les jeux, le téléphone, la télévision. Il faut une heure déterminée pour aller au lit et une heure pour se réveiller, de préférence la nuit est conçue pour le sommeil

Résistez à l'abandon après un ou deux faux pas.

N'essayez pas de vous punir si vos démarches n'ont pas abouti au résultat escompté ; au contraire, il faut recommencer.

Apportez des collations saines avec vous pour des heures de travail inattendues (des fruits ou ce que vous avez préparé vous-même).

Sachez ce que votre poids idéal doit être, tout en tenant compte de votre propre individualité.

Ne revenez pas en arrière pour poursuivre les mêmes voies qui vous ont apporté le malheur dans le passé. Vous voulez vivre et jouir d'une excellente qualité de vie. Si le nombre d'années que vous vivez est important pour vous, la qualité de ces années compte beaucoup. Comme une personne lucide et intelligente, vous devez faire l'inventaire de votre vie. Il est utile de revoir les notions de base, simples de la santé.

La prévention est importante pour votre santé. Le maintien de la santé, en collaboration avec le dépistage précoce de toutes les maladies possibles, représente l'approche sage. Quelques mesures simples sont de mise : se garder au chaud en hiver, éviter l'excès de chaleur en été, et se méfier des saisons d'allergie et d'éventuelles réactions allergiques à quelque chose que vous mangez, inspirez, ainsi qu'à certains médicaments que vous touchez.

Faites attention à l'état de votre vision : Avez-vous remarqué des changements récents ? Consultez votre ophtalmologiste tout de suite, ensemble, déterminez la fréquence des visites de suivi.

Soins dentaires : À quand remonte la dernière visite chez le dentiste ? Ne pas attendre que surviennent des symptômes. Des dents saines sont importantes pour votre santé.

Votre peau, Prenez bien soin d'elle et protégez la en portant des vêtements appropriés, en évitant l'exposition au soleil, utilisez un écran solaire, et nettoyez le régulièrement avec un bon nettoyant ou hydratant Éviter les risques de santé et de sécurité à tout moment.

Ce qu'il faut faire pour rester en bonne santé n'est généralement pas un secret. Rappelons-nous les étapes suivantes :

— déterminer l'état actuel de sa santé : en faire un bilan objectif en tenant compte de son âge, de son sexe, sa race, du rôle de l'hérédité et des risques de l'environnement ;

—identifier les ennemis de la santé : les mauvaises habitudes, le surmenage, le stress, les contraintes émotionnelles et situationnelles ;

—évaluer sa diète : contrôler son appétit, éviter les sucreries, les matières grasses, l'excès de sel et d'alcool, d'épices et d'agents chimiques. Suivre un régime équilibré, boire de l'eau régulièrement, faire de l'exercice physique. Cultiver des pensées saines et positives. Réarranger son horaire afin de se donner un temps de loisir. Penser aux vacances, au repos (dormir un minimum de 6 heures par jour). Se rappeler que rire, aimer, aider, coopérer, espérer et croire sont d'excellents aliments pour l'être tout entier. Savoir dire non quelquefois. Éviter d'hypothéquer son avenir par un surplus de fardeaux.

Presque tout le monde connaît les points à observer. C'est la pratique qui se révèle souvent difficile : Il faut respirer l'air frais, manger des aliments sains et naturels, ce qui permet une exposition modérée au soleil, prendre le temps de repos, de partir en vacances, faire une promenade, en appréciant les éléments de la nature, les exercices pendant trois à cinq fois par semaine selon le tableau clinique possible (une moyenne de 30 minutes par jour ou 150 minutes par semaine), en pratiquant une bonne hygiène bucco-dentaire et générale, et de la propreté, et - si nécessaire - en utilisant des médicaments qui sont correctement prescrits. Ce sont les principaux facteurs qui contribuent à un mode de vie sain. Rester actif, garder les bonnes habitudes, et rester en forme. Faites de votre mieux, le reste ne dépend pas de vous.

Ne négligez pas votre état mental et émotionnel. Si vous avez de telles préoccupations, n'hésitez jamais à en discuter avec un médecin.

Il n'y a pas une formule magique pour garantir une vie saine et longue à tout le monde. Toutefois, les mesures suggérées à travers les pages de ce livre peuvent certainement vous aider à mieux faire pour conserver votre santé ou l'améliorer. Si vous voulez une vie saine, apprenez à cultiver de bonnes habitudes, favorisez une attitude positive, cherchez quelques groupes de soutien qui vous élèveront plutôt que de vous accabler ou vous déprimer, fréquentez la salle de gym, consultez votre médecin régulièrement, et suivez ses conseils. En outre, rappelez-vous le rôle de la spiritualité dans la santé.

Conseils pratiques pour les parents vis-à-vis de leurs enfants.

Un enfant est la source la plus précieuse de joie et de fierté. Pour poursuivre dans cette voie pour les années à venir, les parents ont besoin d'avoir quelques principes de base pour montrer à leurs enfants qu'ils les aiment sans les gâter avec toutes sortes de cadeaux coûteux et les laisser faire tout ce qu'ils veulent :

a.) Passer du temps avec eux

b.) Communiquer avec eux sur une base régulière

c.) Lire pour eux

d.) Leur enseigner les valeurs, le bien et le mal, la discipline, le respect, l'honneur.

e.) Fixer des limites, mais être raisonnable et avoir une position ferme.

f.) Les élever dans un environnement structuré : il y a une heure pour se lever, dormir et regarder la télévision (voire pas du tout quand il y classe et des devoirs à faire)

g.) Les nourrir avec une alimentation saine dès leur enfance, afin qu'ils sachent quels sont les aliments à consommer et ce qu'il faut éviter.

Par dessus, soyez un bon exemple quand ils sont présents tout comme en leur absence

Conseils pratiques pour les personnes âgées

Bien que généralement tout le monde aime grandir, vivre et devenir des centenaires, malheureusement, nous n'aurons pas tous la chance de jouir d'une longue vie. Donc le conseil pratique est que chacun sache tirer le meilleur parti du temps présent qui lui est imparti et fasse de son mieux pour profiter de chaque moment de sa présence sur cette terre. Cela signifie être reconnaissant, adopter une attitude positive, savoir rire et apprécier la compagnie de ses proches, rester actif et en pleine forme physique, pratiquer une saine alimentation, être financièrement sage, respecter les heures de sommeil, être soi-même, ne pas avoir à prouver quelque chose à un jeune, consulter son médecin et prendre ses médicaments comme recommandés.

Une mauvaise santé peut nous rendre irritable, agité, et même désespéré à la fois. Malgré les progrès scientifiques, la maladie engendre la souffrance. La quantité et la qualité de vie restent une priorité pour tous. Sur ma route, il m'arrive de côtoyer beaucoup de gens, et selon mes observations, j'ose les classer comme suit :

• Ceux qui sont nés en bonne santé, mais ne parviennent pas à apprécier un tel don.

• Ceux qui sont nés avec la santé fragile, mais sont déterminés à poursuivre la vie même quand il n'y a aucun diagnostic définitif ou pas de remède connu pour les aider. Ils sont de bon courage.

• Ceux qui développent des maladies chroniques et doivent trouver une stratégie pour vivre avec elles. Quelle que soit la cause de la maladie, le manque de santé est un lourd fardeau à trainer à travers les ans. La maladie est coûteuse économiquement, émotionnellement et moralement. Certaines conditions sont insupportables, déchirantes, incurables, imméritées, morbides et injustes.

Tout compte fait, il ne faut jamais abandonner sa vie aux grés des circonstances fortuites. Il faut toujours de ces étapes simples :

1. Faites l'inventaire de votre santé maintenant. Soyez objectif et tenez compte des facteurs suivants : âge, sexe, race, gènes, et risques environnementaux.

Soyez prêt et capable d'apporter des modifications au mode de vie. Tout le monde à besoin de modifier la façon dont il pense, mange, et agit pour une meilleure vie.

2. Identifiez les ennemis de la santé, tels que les mauvaises habitudes, une mauvaise alimentation, sédentarité, surmenage, le stress, et contraintes émotionnelles.

3. Évaluez vos activités quotidiennes. Vous avez besoin d'au moins six heures de sommeil, une alimentation équilibrée, l'apport régulier en eau, et en exercice.

Cultivez pour votre santé des pensées positives ; réorganisez votre emploi du temps pour les loisirs. N'oubliez pas de rire, d'aimer, aider, et d'espérer ; regardez votre posture, gérez votre temps, et de gardez une attitude positive. Ce sont d'excellents moyens pour aider votre être tout entier.

Pour une heureuse vieillesse, il faut :

1.   Savoir bien vivre les phases de son existence, y compris celles de son enfance. La nature ayant horreur du vide, faire les expériences propres à chaque stade de développement. On ne peut pas rater un stade de développement et franchir indemne un autre. Avoir une vie d'adulte bien remplie. Il n'y a rien de plus effarant que de voir un individu se multiplier en actes juvéniles qui démontrent une solide fixation à un sous stade de développement psychologique. La grand-mère qui porte des vêtements d'adolescente, l'octogénaire qui se croit en mesure de conquérir le cœur d'une jeune fille de 18 ans et raconte au monde entier qu'« Aphrodisiaque » aurait dû être son nom de baptême sont de tristes épouvantails qui font avec regret des adieux maladroits à la vie.

2.   Savoir définir son idéal et en prendre le chemin. Se garder de courir dans tous les sens. Savoir examiner son parcours, repensé, reprendre courageusement le trajet.

3.   Se rendre utile aux autres. Comme l'eau stagnante, une vie centrée sur soi n'enfante que regrets et

douleurs pendant les moments qui précèdent la fin de son passage sur terre.

4. Prendre le temps de penser et de définir ses obligations envers soi-même et les accomplir. Savoir trouver des moments pour se rencontrer et se découvrir. Nous pensons trop parfois à nos obligations envers les autres sans nous soucier de nous-mêmes. Il faut savoir utiliser chaque minute de son existence et la mettre au profit de son bien-être.

5. Se préparer pour le grand voyage- Contrairement aux adolescents qui bien souvent se croient invincibles et immortels, nous qui avons atteint le troisième âge ou plus, nous savons que l'aboutissement inexorable de tout humain c'est la mort qui, d'ailleurs fait partie de la vie. S'il nous fallait au moins choisir comment partir, nous aurions choisi de mourir paisiblement dans notre sommeil tandis que nous faisons de beaux rêves sur un lit douillet après avoir vécu une vie robuste, saine, et à l'abri des pressentes préoccupations de la vie dans bien des domaines. Malheureusement, comme la gente majoritaire, nous n'avons pas ce privilège. Mais nous savons que la mort peut arriver à n'importe quel moment. En effet, plus les jours passent, plus nous nous approchons du moment funeste. Alors que faire ? Il faut prendre des décisions concernant la fin de notre vie sur cette terre. Naturellement, nos souhaits et décisions dépendent de notre culture, nos croyances religieuses, les membres de notre famille immédiate, notre état de santé, notre

situation financière, l'importance et la préférence accordée à la qualité ou la quantité de vie, et les conseils avisés d'un médecin compétent. Il nous est avantageux de prendre une part active dans ces décisions pendant que nous jouissons encore de notre lucidité. Il nous faut nous prononcer sur certains aspects fondamentaux de la médecine contemporaine :

a.) intubation ou non ?

b.) nourriture intraveineuse ?

c.) ressuscitation après un arrêt cardiaque ?

d.) usage d'antibiotiques ?

e.) transfusion sanguine ?

f.) transplantation, greffe ?

Suivant nos décisions, des documents doivent être signés et validés pour que tout le monde sache ce que nous voulons. Certains autres documents (déclarations testamentaires, l'état des comptes, liste des créditeurs et débiteurs, l'argent pour les funérailles, les grandes lignes du service…) tout cela doit être à jour et placé entre les mains de quelqu'un qui jouit de toute notre confiance.

Alors quand nous fermons les yeux, certainement ce sera triste. Mais tout le monde se consolera à l'idée que nos souffrances, nos tourments, nos soucis ont pris fin. Les gens se réuniront pour célébrer la vie d'un être aimé qui les a devancés sur le chemin que chacun d'eux devra prendre à son tour.

6.   Savoir au moins questionner ce qui arrivera après la mort. Pourquoi ? Nous avons tant bien que mal vécu notre vie, atteint beaucoup de nos objectifs. Nous nous sommes taillés une renommée. Nous sommes sans doute appréciés. Nous savons aussi que l'homme est à la fois corporel et spirituel. Nous avons tout fait pour le corporel, en avons-nous fait autant pour le spirituel ? Avons-nous réalisé que le spirituel doit diriger le corporel ? Que se passe-t-il après la mort ? L'homme intelligent ne saurait se laisser prendre au dépourvu. Alors, dans la mesure de ses connaissances, et selon sa conscience, il se prépare en conséquence. Après la mort, s'il n'y a plus d'espoir, il est mort à jamais. C'est le néant, il gît dans l'inconscience et il n'a rien perdu. Son cas est classé ! Par contre, si, après la mort, quelque chose d'autre se passe. S'il devient conscient ne serait-ce qu'à une autre dimension, par exemple s'il est appelé à rendre compte du temps qui lui était imparti sur terre, où il a vécu comme tous les hommes, s'il n'y avait même pas pensé, son sort est incertain. Quelle tragédie ! Vivre en paix avec soi, avec les autres, tout en se préparant pour l'au-delà, c'est là ce que doit tout homme. Au bout du chemin, nous nous demanderons peut-être pourquoi nous avons tant lutté si nous perdons la bataille ultime, celle qui compte vraiment dans la balance.

7.   Faire le bilan de sa journée et remettre son âme à celui qui réconcilie la transcendance divine à l'immanence humaine. Il viendra, tôt ou tard, un moment où,

sans procuration, chacun doit faire ses adieux. Nous avons tous notre date d'échéance. Puissions-nous la reconnaître ! Car le genre de vie que nous avons vécu fera la différence au moment de l'ultime départ.

La Santé Au Bout de Vos Doigts

EPILOGUE

« Écoutons la fin du discours »

Parvenu à ce point, il est évident que vous avez parcouru le voyage avec moi. Je m'empresse de vous applaudir pour votre constance et votre discipline. Je suppose que vous avez souligné certains passages, que vous avez certaines questions, mieux encore que vous avez pris la décision de passer à l'action. Je vous en félicite.

Tout compte fait, l'homme veut non seulement vivre longtemps mais aussi il veut jouir d'une vie saine et utile. C'est un objectif légitime poursuivi par tous. Mais juste le temps de respirer, peu de temps après sa première bouffée d'air on devient déjà vieux et en route pour le long voyage. Permettez donc que je partage avec vous certaines conclusions personnelles :

1. Le monde est régi par une structure hiérarchique dominé par un Être Suprême qui a fixé les bornes et la durée du temps

2. L'homme est un être fini mais qui cristallise beaucoup d'aspirations et de potentialités

3. La vie est un canevas sur lequel chacun trace son parcours personnel selon ses choix et les concours de circonstances

4. La vérité absolue n'est pas du ressort humain. Peu importe ce que nous savons, individuellement et col-

lectivement, nous avons accès à une vérité partielle et une connaissance partielle qui dépendent de nombreux facteurs, y compris les temps et les circonstances.

5. La santé est un voyage qui tient compte de plusieurs facteurs avec pas mal de détours, de bosses, de facteurs inconnus et d'accidents de parcours.

6. Quand il s'agit de l'alimentation, la priorité est à la connaissance, la maîtrise, la discipline et la modération pour mener le jeu jusqu'au résultat voulu et le maintenir.

7. On ne pourra jamais plaire à tout le monde. Il faut pourtant vivre en paix avec tout le monde.

8. Nous avons tous une date d'échéance. Il faut faire de son mieux pour ne pas la précipiter.

Tout compte fait, il faut savoir gérer sa vie

Alors, il est temps de s'engager dans le « programme de la vie » et d'appliquer ce que vous avez appris dans ce livre. Car après tout, à peu de choses près, notre santé est au bout de nos doigts.

Faites-le maintenant ! Que Dieu Vous Bénisse !

Merci !

APPENDIX I

Qu'est-ce que la vie ?

Définir la vie de façon à satisfaire tout le monde demeure une tâche herculéenne. Elle est une équation mystérieuse, fluante et variée qui dépend de plusieurs variables inconnues dont les valeurs sont uniques pour chaque personne. Par contre, la maladie et même la mort demeurent des ennemis communs. Cela peut nous sembler bizarre, mais parfois nous entendons des gens déclarer, « Tomber malade était la meilleure chose à m'arriver » ou encore « ma maladie a été une bénédiction déguisée ». En réalité, chaque crise rencontrée sur son parcours apporte avec elle une certaine opportunité pour se dépasser et mûrir. Mais on peut quand même se demander, à quel prix ? Cette étrange façon de s'exprimer permet de souligner notre tendance à ne pas apprécier à sa juste valeur nos dons et nos talents qui nous sont très précieux. Par contre, nous poursuivons sans relâche ce qui est souvent illusoire. Nous lâchons la proie pour l'ombre. En science économique, on répète qu'il y a un prix à payer pour chaque opportunité, chaque choix fait.

En effet quand nous poursuivons un objectif déterminé, nous conjuguons tous nos efforts pour l'atteindre et avons tendance à négliger la poursuite d'un autre. De même, dans le domaine de la santé, nous ne pouvons pas impunément négliger notre constitution physique pour toujours, et suivre la voie qui nous plait, qui nous enchante ; en mangeant, buvant tout ce qui tombe sous nos mains, qui flatte nos palais, et en même temps nous attendre à un résultat heureux.

Quand nous sommes jeunes, nous ne pensons pas aux assauts de la vie. Nous pensons même que nous sommes invulnérables. Si jamais nous ressentons un certain malaise, si certains indices avant- coureurs de troubles sérieux- osent nous suggérer la possibilité d'un malaise quelconque, nous les rejetons sans aucune forme de procès et nous nous mettons à rationaliser pour prévenir toute possibilité de maladie.

Nous sommes en négation constante quand il s'agit de notre santé, surtout si nous avons gardé un certain équilibre sur le plan physiologique. Nous pouvons avoir les yeux ouverts sur la santé de tous ceux qui nous sont chers ; nos bien-aimés, ou nos amis. Cependant, nous sommes très lents à réaliser que nous aussi pouvons devenir malades.

En vue d'appréhender le mystère de la vie, il convient de réfléchir sur certains concepts scientifiques de base.

Qu'est-ce que la vie ?

A cette question en apparence banale, mais fondamentale et lourde de signification, les réponses différent. Afin de vous aider à mieux valoriser la vie et rechercher la santé par dessus tout, et sans vouloir nous impliquer

dans ce débat éternel entre créationnistes et évolution-
nistes, ou considérer les différentes théories sur la vie,
nous définissons simplement la vie comme l'état distinct
et organisé des organismes vivants. Tout organisme naît
et se développe à partir d'un *atome* qui représente l'unité
chimique fondamentale de toute *cellule* organique, puis
vient l'ordre complexe et unique des *molécules* biologiques, lesquelles sont à leur tour fixées d'une manière
spécifique et particulière pour former les *organelles*. Ces
organelles sont les composants des cellules qui forment
l'organisme. L'organisme est un corps composé de différentes parties travaillant à l'unisson pour réaliser un
but commun : ce sont les *unités* de la vie. Cela conduit
à croire qu'il y a différents niveaux d'organismes. Citons
par exemple :

Les champignons

Les bactéries

Les plantes

Les animaux, etc., …

L'homme

La vie est le résultat nécessaire d'une hiérarchie de
structures et d'organisations. Certains objets sont dits
inanimés parce qu'ils ne peuvent maintenir certaines
fonctions de par eux-mêmes ou ont cessé de le faire.
Tout être vivant est cellulaire avec sa propre membrane
cellulaire et les ingrédients de base nécessaires pour
son bon fonctionnement. Les cellules contiennent de

l'acide désoxyribonucléique (ADN) et fonctionnent à partir d'un mécanisme approprié pour la transcription de l'ADN à l'acide ribonucléique (ARN) en vue de la reproduction. Un ensemble de cellules formant les tissus se joignent et forment une unité appelée *organe*. Notre organisme contient plusieurs organes et des systèmes d'organes.

Les organismes contiennent certaines molécules clés construites autour de la teneur en carbone. Ces organismes se maintiennent grâce à un processus appelé l'homéostasie (autorégulation) et leurs réactions à certains produits chimiques. Vingt acides aminés forment les « blocs de construction de la vie », les protéines. Nous sommes donc des êtres chimiques.

Afin de faciliter les réactions chimiques des molécules appelées protéiques, les cellules produisent des enzymes qui fonctionnent en tant que catalyseur. La vie apparaît à la naissance d'une cellule. Nous osons omettre les détails élaborés de la période prénatale pour nous pencher sur la période sensible qui s'étend de la naissance à la mort. La vie est donc l'ensemble des phénomènes biologiques caractérisés par la conception, la croissance, la reproduction, l'adaptation, le mouvement, le métabolisme, l'organisation, le développement, la réponse à des stimuli, etc. Elle est définie en relation avec les différentes fonctions qui distinguent les êtres vivants de la matière inorganique.

Quel que soit votre âge, votre race, votre genre, vos croyances, ou votre lieu de résidence sur cette planète, en tant qu'êtres humains, vous devez vous livrer à une série d'activités pour rester en vie. Vous devez aussi choisir de conserver une existence significative de votre plein gré, vous devez d'abord veiller à la satisfaction de vos besoins primaires, c'est-a-dire que vous respiriez, mangiez, dormiez, buviez, et excrétiez.

La vie est en fin de compte une question complexe à laquelle il est difficile de répondre à cause de la présence d'un mystère, d'un déclic, d'une étincelle que les scientifiques ont du mal à cerner, à définir ou à identifier.

Cependant, les autres processus et les autres caractéristiques telles,

L'hérédité,

L'homéostasie

La reproduction et

Les réponses à l'environnement, distinguant les êtres vivants des choses non vivantes ont pu être étudiées. La vie est constituée de cellule(s) organisée(s) qui évoluent, s'adaptent, et utilisent de l'énergie.

Pour les êtres humains, la vie signifie que nous sommes un organisme complexe, très bien organisé, capable d'effectuer de nombreuses fonctions afin de grandir, nous développer et rester en vie.

Étapes de la vie

En tant qu'êtres humains, nous sommes censés passer par plusieurs stades de développement : cognitif, physique, émotionnel, social et spirituel. Plusieurs éducateurs, psychologues, philosophes ou écrivains ont proposé un certain nombre d'étapes de développement. Freud, Gowan, Piaget, Erickson, etc. chacun d'eux donne une idée sur les diverses phases de la vie. Mais, il faut avouer que très peu d'auteurs ont présenté un schéma de développement complet qui embrasse les différentes périodes de la vie humaine en tenant compte des différents facteurs y compris intellectuel, développemental, psychologique, physiologique, social, culturel et économique. Souffrez que nous vous soumettions une présentation sommaire de ces différentes phases par lesquelles passe l'être humain.

La phase prénatale : Le mâle normal libère entre 200-800 millions de spermes au cours d'une éjaculation régulière. La formation d'un être humain commence à partir du voyage de quelques douzaines de spermes qui arrivent à survivre pour atteindre l'ovule. Un seul spermatozoïde (gamète mâle) pénètre l'ovule, pour rencontrer l'œuf (gamète femelle). Le spermatozoïde fusionne avec la cellule femelle au cours de la période de l'ovulation pour produire un zygote viable. Ce Zygote (ovule fécondé) représente le point de la conception et de la fécondation. Il passe par une division cellulaire rapide (mitose) pour atteindre son objectif de donner lieu à un être humain qui est fait de milliards de cellules. Chaque cellule contient 23 chromosomes de l'ADN du père délivré par le sperme, et 23 chromosomes de l'ADN de la mère trouvé dans l'ovule. Avec la protéine, l'ADN (acide désoxyribonucléique) est une molécule complexe qui contient l'information génétique et se trouve dans les chromosomes. Avant la naissance, l'être humain passe par trois étapes dont la définition réelle a des inférences politiques, religieuses et culturelles.

A.) **Le stade germinal** commence à partir du moment de la fécondation à l'implantation dans l'utérus (cela prend quelques jours : 5-7)

B.) **Le stade embryonnaire** commence à partir du moment de l'implantation à l'élaboration d'un embryon (cela prend environ 8 a 10 semaines)

C.) **Le stade fœtal** débute à partir de cette $8^{\text{ème}} – 10^{\text{ème}}$ semaine de grossesse jusqu'à la naissance

Étapes de la vie- de la naissance à la mort :

La période **Néonatale** (nouveau-né : 0-30 jours) représente une occasion frénétique pour tous : la curiosité des parents sur le développement, la vérification des réflexes et des réponses. En règle générale, tout le monde est heureux, On a des projets extraordinaires pour ce génie qui vient de naître. Est-ce qu'il va être un scientifique doué, un grand écrivain, poète et philosophe, ou un président ? Est-ce qu'il va se révéler un leader exceptionnel ?

Seul l'avenir nous le dira. Néanmoins, tout le monde espère pour le meilleur. Le nouveau-né devra passer par les différentes étapes de la vie, tout en maîtrisant les aptitudes physiques, sociales, intellectuelles, culturelles et affectives pour révéler une bonne croissance, le développement et l'échéance prévue de chaque étape.

La petite Enfance (0-2,3 ans d'âge) : Il s'agit de conserver la joie de la famille. Il exige beaucoup de soins, beaucoup d'attention. Il faut du temps pour rouler, se saisir des objets, manger, ramper, marcher, courir, et révéler ses capacités de coordination motrice. Le bambin est très actif, touche à tout, et porte tout à sa bouche comme son laboratoire favori. Les adultes doivent être toujours vigilants. Toutefois, quoiqu'il advienne, il vaut la peine d'infliger le jour à son poupon. Une fois passée cette période sans handicap ou traumatisme ou frustration, l'enfant connaît un développement harmonieux qui lui permettra de devenir un adulte épanoui.

L'enfance (âgés de 3-6) : C'est l'âge ludique, le temps d'explorer le monde, d'aller à l'école, de poursuivre la croissance et le développement des motricités fine et globale ainsi que le raffinement des compétences linguistiques, tout en acquérant les normes attendues. Tant du coté de l'enfant que celui des parents, cette période de début du processus de scolarisation est aussi marquée par une certaine anxiété de séparation.

La préadolescence (âgés de 6-12 ans) : **Finie l'enfance !** Voici le temps pour la jeune personne de se donner à fond dans l'effervescence de l'imagination, de concevoir, de s'épanouir, de perfectionner sa motricité, et sa coordination, et de se situer dans ses rapports avec autrui … tout en continuant -à travers l'éducation et les exemples vus et vécus- à maîtriser les différentes compétences pour demeurer en santé dans tous les aspects de la vie.

La puberté et l'adolescence (âgés de 12-20) : C'est la période où l'on est en cours de construction ou de rénovation avec l'accélération de la croissance et les changements divers : la puberté, la maturité sexuelle, le développement des caractères sexuels secondaires, la stimulation hormonale…

Les mâles connaissent des changements dans la voix, la masse musculaire, les organes génitaux / et la région pubienne…

Pour les jeunes filles, les changements comprennent la phonie vocale, le développent des seins, des hanches, et des zones pubiennes.

Le développement social des compétences passe par la capacité de résoudre des problèmes, d'améliorer les relations interpersonnelles, de traiter de la sexualité… C'est aussi un moment où l'adolescent a besoin d'être conscient des choix sains, du style de vie sain. C'est le temps pour le sport, l'exercice, afin d'éliminer les graisses, fortifier les muscles.

L'adolescence est aussi le temps de s'instruire à propos des comportements à risque qui peuvent ruiner le reste de votre existence. La consommation de drogues, l'irresponsabilité sexuelle, les mauvaises compagnies, les pressions des amis, l'éclatement des familles, et la dégradation de l'environnement socio-économique peuvent affecter la vie de façon inquiétante et durable.

D'où la nécessité pour les parents, les écoles, les communautés de mettre l'accent sur les valeurs, les normes, l'estime de soi, la discipline, la responsabilité, l'éthique et l'étiquette tout au long des différentes étapes de la vie afin de préparer les jeunes gens prêts à affronter la vie. Il est écrit que « l'éducation d'un enfant commence 20 ans avant sa naissance ». Ainsi, chaque étape de développement doit être un continuum des acquis antérieurs.

Le jeune adulte (*l'âge adulte précoce* âgés de 20-39) : Après l'âge de dix-huit ans, l'individu connaît des changements majeurs à beaucoup d'égards et surtout au niveau socioculturel. C'est le moment pour beaucoup de quitter la maison en vue d'aller poursuivre leurs études universitaires, de choisir une carrière, trouver un partenaire, choisir un lieu de résidence et établir son plan de vie. C'est le moment aussi de régler certains problèmes financiers qui sont inhérents à cette étape de la vie. Il faut appliquer tout ce qui a été appris tout au long de ces 18 premières années de la vie tant au point de vue émotionnel, financier, éducationnel, et spirituel sans négliger les valeurs sociales, qui peuvent aider à mener une vie décente, saine, responsable et productive.

L'âge adulte moyen (âgés de 40-59) : Parvenu à ce carrefour de l'existence, c'est le moment de s'installer en famille pour de bon, d'élever les enfants tout en leur enseignant les faits cruciaux de la vie par les mots et les actes, leur rappeler les grands principes pour naviguer dans cette vie. Certains changements dus au vieillissement deviennent plus perceptibles, y compris certains problèmes médicaux tels le gain de poids, les modifications de la peau, la masse musculaire, le métabolisme, la texture de cheveux … Mais c'est aussi le temps de réfléchir. La situation financière est plus ou moins stable, les enfants grandissent et sont sur le point d'aller à l'université eux-mêmes. Certains peuvent envisager une nouvelle carrière, s'ajuster aux conditions actuelles de la famille, la séparation, le divorce, faire face au vieillissement des parents et les problèmes qui y sont inhérents. Les questions de santé deviennent plus préoccupantes pour un grand nombre.

L'âge adulte, l'âge mûr (âgés de 60-80) : les enfants ont grandi et sont généralement hors du nid familial et peuvent même commencer à construire la troisième génération. C'est le moment de planifier sa retraite, gérer la vie pour la rendre agréable et facile, entreprendre des voyages de loisirs, faire face aux questions de famille, de santé, aux défis physiques. Plusieurs doivent répondre à certaines exigences concernant leurs parents, leurs enfants et leurs petits-enfants.

L'âge adulte tardif (âgés de 80 ans ou plus) : Atteindre ce stade est une bénédiction spéciale. On jouit de la vie au jour le jour : « À chaque jour suffit sa peine ! » comme le dit si justement l'évangile ! On vit la dernière tranche de l'existence avec un sentiment d'accomplissement. Si la santé a tendance à être branlante, c'est aussi l'âge d'or de l'existence. On doit profiter de la présence des membres de la famille. Tout le monde sollicite vos conseils et veut puiser à votre fontaine de sagesse. Votre présence fait une différence en bien des circonstances. Il faut aussi être prêt à faire le grand voyage. Comme une règle universelle de l'existence, il viendra un temps pour se séparer des êtres chers et aller se reposer. Cela s'inscrit dans le cadre du processus de vie. Il faut apprendre à se laisser faire et accepter de partir avec la satisfaction d'avoir vécu une vie décente et passer le flambeau à la prochaine génération.

Dans l'ensemble, bien que le nombre d'étapes varie, ou parfois même se chevauche, les plus connus des éducateurs, des psychologues ou des psychanalystes reconnaissent que la vie n'est pas uniforme. Elle peut se présenter sur différentes facettes. Nous passons par un processus d'identification de soi face à l'environnement, nous apprenons à adapter nos désirs innés, nous partons à la conquête de la vie, tenant compte de la nécessité de la coopération. Nous apprenons à vivre une vie décente et acceptable ; nous apprenons à aimer et à être aimé, nous aspirons à de grands rêves et nous laissons s'ouvrir la fenêtre sur l'au-delà tout en passant notre sagesse à la postérité.

L'idéal est de grandir et de mûrir, de devenir physiquement, émotionnellement, socialement et spirituellement équilibrés pour fonctionner dans l'environnement et être capable de s'adapter sans causer beaucoup de chaos dans notre environnement, sans faire du tort à nous-mêmes ou aux autres.

La Santé Au Bout de Vos Doigts

APPENDIX II

Synopsis de la composition de l'homme

Nous entendons souvent les gens nous comparer à une machine, un ordinateur … La vérité est que nous sommes plus que des machines. Nous sommes des êtres complexes. Pour fonctionner harmonieusement, les différentes parties de notre corps doivent non seulement être en grande forme, mais elles doivent travailler en synchronie. Le bien-être humain exige que le corps, l'âme et l'esprit travaillent à l'unisson pour un équilibre complet. Toujours dans le but de simplifier la portée médicale de notre exposé, nous vous proposons une démarche compréhensive du corps humain à la lumière du fonctionnement des différents systèmes qui le composent.

Le mot système en soi exprime l'idée qu'on n'est pas une simple connexion de certains fils enchevêtrés les uns dans les autres. Bien que certains systèmes semblent être plus importants que d'autres, l'homme est un être si complexe, qu'un dysfonctionnement minime d'une simple partie du corps peut lui causer bien des troubles.

Par exemple, vous êtes très content d'aller à un voyage, tout est prêt, vous vous réveillez avec des maux de tête sévères ou une rage de dent ou vous glissez et tombez, ou vous vous coincez le doigt dans la portière de la voiture, ou vous recevez un mauvais appel téléphonique, vous avez eu un cauchemar, et vous n'êtes plus dans le même état d'esprit. La façon dont vous gérez cette difficulté imprévue, ce coup de téléphone inattendu nécessite l'utilisation d'un certain nombre de facteurs et de mécanismes d'adaptation.

Cela explique pourquoi le corps fonctionne comme une unité dans laquelle les différents organes – soumis à des mécanismes complexes de coordination- opèrent conjointement pour un résultat optimal de l'organisme entier. Chaque système est composé d'un ensemble d'organes qui fonctionnent, ou de parties qui travaillent ensemble anatomiquement et physiologiquement en vue de former un tout collectif et coordonné complexe. Parmi ces systèmes, nous distinguons : (pas par ordre d'importance)

A.) **Le système respiratoire** : Comme nous le savons déjà, le processus de la respiration est essentiel pour maintenir la vie. Il permet à l'air d'entrer dans toutes les parties de notre corps, et il élimine les déchets (dioxyde de carbone). Un tel processus se déroule en deux phases : l'inspiration (en inhalant l'oxygène) et l'expiration (exhalant le dioxyde de carbone des voies respiratoires). Pour effectuer un tel échange de gaz, les organes suivants jouent un rôle spécifique : Au cours du processus de la respiration, l'air qui est composé d'oxygène, d'azote et d'autres gaz entre dans notre organisme à travers *le nez* (et / ou la bouche), puis se déplace par l'intermédiaire du *pharynx*, du *larynx* (boîte vocale) vers le bas par **le long tube appelé trachée**. La trachée se divise en deux *bronches*, les deux voies aériennes qui se situent au-delà de la trachée et qui vont vers les poumons.

Les *poumons* sont une paire d'organes en forme de cônes situés dans la cavité thoracique. Ils absorbent l'oxygène de l'air et évacuent le dioxyde de carbone. Le poumon droit a trois sections ; celui de la gauche comporte deux sections. Les sections sont appelées lobes.

Les deux principales bronches passent l'air vers les petites bronches ou bronchioles qui vont plus loin vers le bas au niveau des *alvéoles*, des grappes de sacs aériens, qui sont essentiels pour la respiration externe. Les alvéoles sont de l'épaisseur d'une cellule et effectuent l'échange des gaz. C'est à travers un tel processus que l'oxygène se fraie un chemin et pénètre dans les vaisseaux sanguins pour se retrouver dans la circulation sanguine. Autour des alvéoles sont logés des petits capillaires qui absorbent le dioxyde de carbone à partir du cœur par l'artère pulmonaire, en échange de l'oxygène frais qui remonte dans le cœur par la veine pulmonaire. Les poumons contribuent non seulement à éliminer le dioxyde de carbone —composé extrêmement nocif- mais aussi servent au contrôle de la température. Le fonctionnement des poumons influe aussi sur l'état des autres organes.

B.) **Le système circulatoire / système cardio-vasculaire** : Fonctionnant comme moyen de transport du sang et des éléments vitaux, le système circulatoire joue un rôle très important dans le fonctionnement du corps.

Il se compose du cœur, des poumons et d'un réseau complexe de vaisseaux sanguins (les artères, les capillaires et les veines) qui travaillent conjointement pour transporter les nutriments, les gaz respiratoires et les hormones dans tout l'organisme.

Le cœur lui-même est une pompe à quatre chambres, qui est de la taille d'un poing fermé. Situé dans le centre de la poitrine, il est légèrement incliné vers la gauche. Le muscle du cœur pompe le sang à travers des valves unidirectionnelles. Le corps génère des déchets sous les formes de dioxyde de carbone, d'eau et d'autres déchets qui doivent être enlevés de l'organisme pour être remplacés par du sang riche en oxygène. Ce sang riche en oxygène pénètre notre système par le biais de notre inspiration de l'air frais dans nos poumons et qui se dirige ensuite vers le cœur. Il sort du ventricule gauche et à travers l'aorte va se propager dans tout le corps par le réseau des artères, des artérioles, et des capillaires pour apporter de l'oxygène et des nutriments à tous les tissus. Après avoir donné tous ses nutriments et son oxygène, le sang devient appauvri. Il remonte vers le cœur par un réseau de veines. Le côté droit du cœur pompe le sang qui était appauvri en oxygène et nutriments, poursuivant ainsi le cycle de la respiration et de la circulation.

En moyenne, le cœur humain pompe 360 litres de sang par heure, se détend et se contracte environ 3 milliards de fois pendant la vie d'un être humain. Il s'agit donc d'un système complexe et dynamique.

C.) **Le système endocrinien** : Le système endocrinien se présente comme étant un ensemble de glandes répandues dans l'organisme, principales productrices et sécrétrices de substances chimiques appelées « hormones de régulation ». Ces hormones agissent comme des messagers moléculaires qui naviguent à travers le flux de sang pour atteindre des organes désignés. Ils jouent un rôle clé dans la régulation des changements de la croissance du corps, au cours des différentes phases de la vie, le métabolisme, la fonction sexuelle, les réponses automatiques, l'humeur, etc. Les principaux types d'hormones sont soit composés d'acides aminés, de peptides et de protéines, ou d'hormones stéroïdes.

Les principales glandes qui forment le système endocrinien comprennent l'hypothalamus, l'hypophyse, la glande pinéale, la glande thyroïde, les glandes parathyroïdes, le thymus, la glande surrénale, le pancréas et les glandes reproductrices. Certains organes comme le cerveau, la peau, le placenta, le cœur, les poumons, le foie et les reins peuvent aussi fabriquer et libérer des hormones. Certains facteurs, y compris le stress et les divers types d'infection peuvent influer sur la production et la sécrétion d'hormones. Évidemment, l'action du système endocrinien est présente à tous les niveaux de l'organisme et il joue un rôle vital dans la croissance et le développement à tous les stades de la vie.

D.) **Le tube digestif -système gastro-intestinal** : Je suis convaincu que la digestion est le grand secret de la vie ». Cette citation de Sydney Smith souligne l'importance de l'appareil gastro-intestinal pour beaucoup de gens. Évidemment, nous savons tous que la vie est dynamique et nécessite une action qui est alimentée par l'énergie obtenue de la nourriture. On dit communément : « nul ne peut vivre sans manger ». Cela met en évidence le fait que notre système digestif joue un rôle vital dans notre existence.

Il s'agit d'une série d'organes qui commencent avec notre bouche où la nourriture est ingérée ; continuent avec nos dents, la langue et la salive. La nourriture ingérée entame un long voyage et se déplace en parcourant environ 27 pieds pendant une période qui peut durer 2 à 3 jours. Aidée par les glandes salivaires, et passants par le pharynx, l'œsophage, l'estomac, le foie, la vésicule biliaire, le pancréas, l'intestin grêle, le gros intestin et le rectum. La nourriture morcelée, atteint la dernière étape de ce voyage qui est ponctuée par l'acte d'évacuation. A chaque arrêt ont lieu certaines activités. Par exemple, l'estomac reçoit la nourriture de l'œsophage, elle se décompose pour la digestion, et se dirige lentement vers le petit intestin où la digestion chimique se produit. Aidés de la vésicule biliaire, du pancréas et du foie, les éléments nutritifs nécessaires seront extraits.

Le foie agit comme un filtre. Il reçoit à travers les flux sanguins provenant de l'intestin grêle des matériaux dont il trie tout ce qui peut être toxique pour l'organisme. Il stocke ce qui est nécessaire pour l'ensemble du système.

Le foie synthétise les protéines, décompose les hydrates de carbone en glucose et en glycogène. Il rend la bile qui est recueillie par la vésicule biliaire. Cette dernière, à son tour, passe la bile à l'intestin grêle pour aider à digérer la graisse. Ce qui reste va dans le gros intestin (côlon) pour un dernier check up avant d'atteindre le rectum pour la dernière escale ; attendant le moment propice pour sortir sous forme de déchets (les matières indigestes, les bactéries et l'eau). La fonction de l'appareil digestif est double : la répartition de la nourriture ingérée en des molécules plus petites pour la digestion appropriée afin d'en extraire au maximum les éléments nutritifs, et l'excrétion des déchets.

E.) **Le système éliminatoire** : Le système éliminatoire a la tâche délicate de traquer tous les déchets de l'organisme afin d'éviter que nous soyons intoxiqués par nos propres résidus. Les déchets sont des sous-produits de notre processus métabolique actif, ce qui n'est pas digestible, et qui proviennent d'agents de pollution actifs dans l'environnement. Les organes impliqués dans une telle tâche de sauvetage comprennent :

1 — les reins, une paire d'organes en forme de haricot situés à l'arrière de l'abdomen à proximité de la colonne vertébrale, jouent le rôle de filtre du sang pollué par des protéines dégradées. Ils excrètent à partir du sang, sous forme d'urine, les déchets éliminés, combinés avec tous les excès d'eau. Ils ont la délicate tâche de conserver le volume sanguin, maintenir la balance des électrolytes, et maintenir l'équilibre acido-basique de l'organisme, tout en régulant le taux de production de globules rouges dans la moelle osseuse et la régulation de la pression artérielle.

Dans l'ensemble, en plus de leurs nombreuses fonctions spéciales, les reins jouent un rôle étonnant dans l'élimination des produits dangereux qui encombrent régulièrement l'organisme pour notre survie. Les pathologies des reins affectent plusieurs régions de l'organisme.

2 — la vessie avec les uretères : Chaque rein contient environ 1,2 million de néphrons (unités de filtrage) engagés dans le processus de filtration tout en interagissant avec d'autres structures au sein de chaque rein (glomérules, les vaisseaux sanguins, les tubules du rein, le bassin…). Au milieu du rein, à travers une chambre de collecte, passe l'urine dans les urètres. Les urètres représentent une paire de tubes **minces ayant la forme d'un sac** —un pour chaque rein— recueille l'urine et il sert à le stocker temporairement dans un sphincter musculaire. Normalement, une fois la vessie pleine, le nerf sensitif dans les parois de la vessie vous alerte, et il vous revient de donner l'ordre au moment opportun. Alors, le sphincter se relâche et l'urine est libérée à travers l'urètre. Comme les autres systèmes, le système éliminatoire peut être affecté par des circonstances telles que le volume de liquide, le niveau des activités, le stress, l'environnement, le statut hormonal et les médicaments

Les poumons, le foie et la peau (décrits séparément) jouent leurs rôles appréciables dans le processus d'excrétion afin de nettoyer le corps et le débarrasser de tous les déchets.

F.) **Le système reproducteur** : Peu importe nos croyances ou notre source d'information, il est clair que l'espèce humaine a occupé cette planète depuis au moins plusieurs milliers d'années. Sa survie est liée à sa capacité de reproduction sexuée.

Le système reproducteur implique : Les structures sexuelles mâles et femelles, l'apparence et l'emplacement (interne et externe), les cycles ovariens. De plus, il implique également de nombreux facteurs d'ordre social, religieux, moral, éthique et aussi juridique sans négliger l'impact sur la société du rôle de la technologie de reproduction, la contraception, etc.

Pour plus d'informations détaillées au-delà la portée de ce livre, veuillez consulter un ouvrage consacré à la reproduction. Dans l'ensemble, le système de reproduction fournit les moyens de reproduction de l'espèce humaine tout en contribuant également à des variations génétiques entre les descendants et leurs parents

G.) **Le système musculaire** : Le système musculaire est constitué de tissus musculaires de différentes tailles, grandes et petites. Comme une question de fait, plus de 600 muscles sont divisés en trois types :

1 — Le muscle cardiaque appelé myocarde est constitué de tissus involontaires. En effet les battements de cœur se produisent de façon indépendante de notre volonté.

2 — Les muscles (lisse) viscéraux, aussi des muscles involontaires (qui n'agissent pas directement sur nos commandes capricieuses), se trouvent dans les murs de notre tube digestif, notre vessie, l'appareil reproducteur, nos veines et les artères.

3 — les muscles striés / squelette contiennent des muscles qui travaillent avec les tissus conjonctifs (tendons avec une tendance à étirer) pour permettre le mouvement et à nous maintenir dans une posture droite. Ils sont également une source de chaleur et une source nécessaire de glucose pour le cerveau en cas de famine. Ils sont appelés muscles volontaires, car à volonté, le cerveau envoie des impulsions pour accomplir votre désir d'exécuter votre envie de bouger. Les muscles sont également placés sous le contrôle du système nerveux autonome

H.) **Le système squelettique** : Le système squelettique en soi a rapport avec les os. Il est comme le cadre qui maintient notre corps dans sa forme correcte et en même temps assure la protection nécessaire aux tissus vitaux et délicats, ainsi qu'aux organes au sein de notre organisme (cerveau, moelle épinière, le cœur, les poumons …).

Rattachés à divers muscles, à travers le cartilage, et les ligaments articulaires, le système squelettique présente la structure qui rend possible le déplacement, la locomotion et le contournement des obstacles. Par exemple, les vertèbres, l'humérus, le radius, les clavicules, ou les coudes, les genoux et les chevilles, attachés aux muscles et aux tendons, facilitent notre mouvement et nous aident à utiliser notre force. Les os servent également pour le stockage de matières minérales comme le calcium et le phosphore, et la production de globules rouges. Les systèmes squelettique et musculaire collaborent pour fournir la structure, le mouvement et la protection dont nous avons tant besoin pour vivre et nous acquitter de nos obligations vitales.

I.) **Le système intégumentaire (La peau)** : Le système tégumentaire implique le plus grand organe de notre corps, la peau, les cheveux, les ongles, la sueur et les glandes sébacées. La peau agit comme une barrière pour protéger de ce qui est préjudiciable à la santé en provenance de l'environnement, pour aider à se débarrasser des substances toxiques, pour réguler la température corporelle, synthétiser la vitamine D, et fournir des données sensorielles. Elle est aussi une source de stockage d'énergie. Afin de fonctionner correctement et continuer à faciliter l'élimination des cellules mortes et les déchets divers, il est primordial qu'un tel système continue à fonctionner correctement et à être en bon état. La peau est un organe qui est habituellement affecté par le processus de vieillissement. Nous devons être prudents quant au niveau de l'exposition au soleil, et au soin de nos ongles. Quand un tel système ne fonctionne pas pleinement, les gens peuvent souffrir de certaines lésions cutanées, de l'infection des ongles et des orteils, du mauvais fonctionnement des glandes sébacées et sudoripares ainsi que la mauvaise apparence et la composition de leurs cheveux.

J.) **Le système immunitaire** : Que ce soit au sens figuré ou littéralement, nous vivons dans un monde hostile, où nous sommes constamment bombardés par toutes sortes d'éléments étrangers, des particules provenant de diverses directions qui peuvent nous nuire. Parce que nous évoluons dans un milieu inhospitalier, nous avons besoin d'un système efficace, d'une défense toujours vigilante. Il est composé d'organes, de produits cellulaires et des protéines qui travaillent de concert pour nous protéger contre les maladies diverses en provenance de substances nocives, les pathogènes des bactéries, fongi et virus. Notre corps est capable de lutter contre les infections et les maladies, non seulement par le biais de notre peau et des muqueuses qui fournissent ce qu'on appelle une réponse anatomique, par la réponse inflammatoire qui fait obstacle à l'envahisseur de notre système, mais aussi par le système immunitaire. Ce réseau de globules blancs, à travers une série d'interactions complexes, est capable de monter un système de défense pour protéger le corps humain, non seulement contre les menaces extérieures, mais aussi de ses propres cellules déformées. Le système immunitaire contient :

1 — les cellules B-qui génèrent la protection dans le sang.

2 — les cellules T-qui sont toujours à l'affût pour détruire les cellules qui sont nuisibles (les cellules infectées ou cancéreuses) à notre organisme.

Voici un autre système qui vise à nous maintenir en bonne santé. Nous pouvons renforcer ou affaiblir le système immunitaire par la façon dont nous nous traitons, par notre niveau d'activités, notre environnement et nos habitudes alimentaires. Nous devons toujours prendre des mesures pour fortifier notre système immunitaire en cultivant des habitudes saines, une bonne alimentation, des nutriments, des suppléments, la gestion du stress, etc.

K.) **Le système lymphatique** : Le système lymphatique fonctionne conjointement avec le système immunitaire et fait partie de la panoplie de défense du genre humain. Il représente un réseau à sens unique placé dans l'organisme et qui emprunte le même parcours que les veines et les artères mais avec une pression minime drainant vers la périphérie. Il est constitué de près de 3 litres d'un liquide translucide, issu du sang, appelé la lymphe et se trouve dans les différents tissus du corps. Les organes lymphoïdes, l'ensemble des vaisseaux lymphatiques, ainsi que les glandes et les ganglions distribuent les fluides et les nutriments dans tout le corps, et enlèvent aussi l'excès de liquide et de protéines pour éviter les inflammations. Le système lymphatique contribue également à l'absorption, l'utilisation de matières grasses et de stockage. Ensemble, le système immunitaire et le système lymphatique montent une superbe paroi de défense contre les particules nocives ou les germes.

L.) **Le système nerveux** : Parce que le système nerveux est réputé pour être un système très complexe, il demeure un défi pour la science. Il reste beaucoup à apprendre y concernant. Souvent il nous dicte les choses de façon simple et crûe. Il s'agit d'un système qui examine notre organisme tout entier et cela dans toutes les directions. Il envoie, reçoit, perçoit et traite l'influx nerveux à travers notre corps, dicte aux muscles et aux organes la manière de procéder ou de réagir à des stimuli donnés.

Le système nerveux sonde et scrute tout, y compris sa propre voie. Il contrôle les activités du corps, les sources de stimulation. Il gère également nos réponses, en conséquence, les signes vitaux, les réflexes homéostatiques, la coordination, l'orientation spatiale / la position, la cognition, le comportement, et l'association… Il s'acquitte de ses tâches multiples à travers ses cellules spécialisées appelées neurones qui lui permettent de communiquer des signaux ou impulsions dans tout le corps sur les plans interne et externe, de recueillir des informations, de fournir les mesures appropriées qui peuvent correspondre à la bonne réponse.

Le système nerveux est généralement divisé en deux parties : le système nerveux central, le système nerveux périphérique. Le système nerveux autonome contrôle l'action involontaire, comme la méthode de respiration, la fréquence cardiaque, la digestion, …

1— **Le système nerveux central** comprend le cerveau et la moelle épinière (située à l'intérieur de la colonne vertébrale). Il est responsable de l'influx nerveux et l'évaluation de l'information sensorielle. Le cerveau est constitué de matière grise et matière blanche. Il est divisé en hémisphères droit et gauche. Pour l'essentiel, le côté droit du cerveau contrôle le côté gauche du corps, le côté gauche du cerveau contrôle le côté droit du corps. Le centre de langue est habituellement au côté gauche du cerveau dans la zone corticale. Donc, si quelqu'un a un accident vasculaire cérébral cortical au côté gauche du cerveau, il est susceptible d'avoir une faiblesse du côté droit avec risque de difficulté d'élocution pouvant aller jusqu'à l'aphasie.

Le cerveau est également composé de quatre régions : frontale, pariétale, temporale et occipitale. Chaque région joue son rôle, est responsable de certaines réponses et des fonctions dans certaines parties spécifiques du corps.

La moelle épinière se compose de faisceaux de voies nerveuses. Les uns sont appelés en ordre ascendant : voies sensorielles, ce circuit collecte les données sensorielles et les apporte au cerveau. Les autres composent l'ordre descendant ou voies motrices : ce vecteur relaie les signaux du cerveau et les transmet à leurs destinations (les muscles lisses, muscles viscéraux, les muscles squelettiques, les glandes diverses ou hormones…).

2— **Le système nerveux périphérique** se compose de fibres nerveuses qui partent de l'encéphale et de la moelle épinière. Ces nerfs transmettent les impulsions de la moelle épinière et du cerveau vers les muscles et les glandes.

Le système nerveux central est souvent comparé à un ordinateur. Même si une telle comparaison est faible et pâle, il est intéressant de noter que la sensibilité du système nerveux et son habilité de recevoir, stocker, analyser et agir sur les données recueillies dans tout le corps par l'intermédiaire de ses impulsions nerveuses hautement spécialisées qui peuvent se propager d'un endroit à l'autre à une accélération étonnante de façon volontaire ou involontaire. Grâce à ce qu'on appelle les systèmes sympathique et parasympathique, son antenne est toujours en place ; son radar est toujours en fonction afin d'intervenir volontairement ou involontairement par réflexe et en tout temps. Bien sûr, il s'agit d'un aperçu simplifié d'un système très sophistiqué.

L'organisme humain reste un organisme complexe. Son bien-être dépend non seulement du niveau de fonctionnement de tous les systèmes, mais il exige également une relation symbiotique entre le corps, l'esprit et l'âme. Cela nous amène à considérer l'aspect mental / émotionnel de l'organisme.

L'aspect mental / émotionnel de l'organisme : Le niveau de synchronie, d'harmonisation entre le développement intellectuel, psychologique, mental, physiologique, biochimique et les facteurs socioculturels reflètent l'état holistique de l'organisme humain. Une personne « normale » est définie par notre société selon sa capacité à naviguer de manière transparente dans la vie avec une interaction adéquate avec son environnement. Cela dépend de sa capacité à faire face aux différents problèmes rencontrés personnellement, au sein de sa famille, aussi bien que son habilité à fonctionner professionnellement et socialement. Le comportement affiché lorsque l'individu fait face aux différents défis de la vie détermine son niveau de normalité.

Selon le système de classification utilisé par les différents auteurs, le nombre de systèmes dans l'organisme humain peut varier. Certains peuvent mentionner plus de systèmes que d'autres. Indépendamment de la classification ou de la distribution proposée, une chose

demeure certaine, le corps humain est constitué de systèmes interactifs. Comme dans un orchestre, chaque
cellule, chaque organe, chaque système doit jouer son
rôle et être convenablement nourri. Chacun d'eux doit
agir en synergie, fonctionner harmonieusement pour
que l'orchestre exécute son concerto, sa symphonie sans
aucune faille. Dès le moment où un système commence
à mal fonctionner en raison du manque d'oxygène, ou
de nutriments ou pour une autre raison quelconque, il
commence à s'estomper, c'est la cacophonie qui se produit : la maladie s'infiltre dans l'organisme avec toutes
ses conséquences néfastes.

QUELQUES ÉLÉMENTS BIOGRAPHIQUES DE L'AUTEUR

Après avoir brillamment terminé les cycles de l'enseignement primaire et secondaire, Jean Daniel François reçut une éducation formelle et est diplômé en administration, économie, des finances et de la théologie. Il est titulaire d'un baccalauréat ès sciences, un baccalauréat en théologie et une maîtrise en économie (MA). Il a également étudié à New York Médical Collège de Valhalla, New York, où il a décroché son diplôme de Docteur en médecine. Il poursuit sa carrière en tant que neurologue à New York où il réside avec sa femme, Jocelyne, et leurs deux enfants adultes, Jean Daniel et Sarah. Fondateur, directeur de journaux communautaires, de radio, des cabinets médicaux, conférencier, homme de science et de la foi, le Dr François a écrit ce livre sur la santé afin de partager ses Convictions avec ses lecteurs sur la base de son expérience personnelle, ses observations, ses recherches multiples, et la lecture de plusieurs livres et articles sur la santé. L'auteur est animé du vif souci d'aider tout le monde à s'engager dans une nouvelle voie pour une vie saine et agréable en faisant des choix fondés sur une connaissance appropriée acquise.

Pour plus de détails, vous pouvez visiter les sites Web à **www.NYWeightlossAndWellness.com**, ou **www.SuccessfulLife.us**.

La Santé Au Bout de Vos Doigts

BIBLIOGRAPHIE

Si je devais prendre en compte tous les livres lus, les documents consultés, les conseils reçus en écrivant ce livre, je devrais faire un autre livre de référence. Et même après cela, je pourrais omettre certains noms. Donc, je me suis limité aux références qui suivent. Je fais appel à l'indulgence des auteurs et personnes que je n'ai pas cités ! Outre plusieurs articles, recherches fournis par des auteurs connus dans le domaine de la Santé et des articles à partir d'Internet, mes sources sont :

Breuss, PhD., and Bruce, Debra Fulghum, *The Sleep Doctor's Diet Plan*

Cordain, Loren, PhD. *The Paleo Diet*

Diehl, Hans, Dr. HSC, MPH & Ludington, Aileen, M.D., *Dynamic Living. How to Take Charge of Your Health*, Review & Herald Publishing Association, 2005

Fuhrman, Joel, M.D. *3 Steps to Incredible Health!*, Gift of Health Press, Flemington, New Jersey, 2011

Dr. Granberg, Ellen, PhD. various books, articles, and interviews regarding the issues of obesity and how to keep the weight off.

Levertin and McMartin, *Plants and Society*, 3rd Edition 2003

Dr. Lieberman, Shari, PhD, CNS, FACN, *Glycemic Index Food Guide*, Square One Publishers, Garden City Park, NY 11040

Pamplona-Roger, George D., M.D., *Foods that Heal*, Review & Herald Publishing Association, 2004

Sardi, Bill, *The New Truth About Vitamins & Minerals*, Here & Now Books, San Dimas, CA 91773

Yeager, Selene, and the Editors of PREVENTION Health Books, Rodale Press, Inc.,Emmaus, PA

Autres Sources Utiles

U.S. Centers for Disease Control and Prevention

The Cancer Project, 5100 Wisconsin Ave., NW, Suite 400, Washington, DC 20016, 202-244-5038, www.CancerProject.org

Effects of Dietary Composition on Energy Expenditure During Weight-Loss Maintenance : Cara B. Ebbeling, PhD; Janis F. Swain, MS, RD; Henry A. Feldman, PhD; William W. Wong, PhD; David L. Hachey, PhD; Erica Garcia-Lago, BA; David S. Ludwig, MD, PhD., JAMA. 2012; 307(24):2627-2634. doi:10.1001/jama.2012.6607

The Huffington Post – *Healthy Living*

Mayo Clinic Health Information

National Institute of Diabetes and Digestive and Kidney Diseases

The US Department of Agriculture

The National Institutes of Health

National Center for Research Resources

Web MD

www.nutritionandhealthconf.org

American Medical News

Health Worldnet

www.cdc.gov/obesity/childhood/basics.html

www.health.gov/dietaryguidelines/2010.asp

TABLE DES MATIÈRES

La Santé Au Bout de Vos Doigts

www.ingramcontent.com/pod-product-compliance
Lightning Source LLC
Chambersburg PA
CBHW050107280326
41933CB00010B/1007